改訂新訳

ライフヒーリング

You Can Heal Your Life by Louise L. Hay

ルイーズ・L・ヘイ 著
LHTプロジェクト 訳

たま出版

謝辞――

喜びとともに、次の方々に感謝申し上げます。

多くのことを教えてくださり、本書を著すにあたって励ましてくださった生徒の皆さんや相談者の方々に

本書を書くにあたって、力づけてくださったジュリー・ウエブスター女史に

編集の際に大変お世話になったデイブ・ブラウン氏に

ニュー・センター設立に尽力を賜り、本書を著すにあたってとても力添えしてくださったチャーリー・ガーヘルク氏に

推薦のことば

無人島に漂着し、本を一冊だけ手にすることができるとする。私ならルイーズ女史のこの本にするだろう。

著者は、偉大な教育者としての本質を備えているだけでなく、経験にもとづいた説得力を持っている。また、自分のたどってきた人生行路を本書の中で展開している。彼女の過去に驚き、哀れをおぼえる。しかし、ここではかいつまんで記されているにすぎない。

本書についての感想を述べよう。生きていくために必要な知恵や自分自身との取り組みが書かれている。また、不健全な状態の背後にありがちな精神的パターンを参考手引として掲げている。私の経験からすると、実に珍しく目をみはる内容である。無人島に漂着した人間が、この内容を記した紙片入りの瓶を見つけたならば、その状況でどのように生きていけばよいか必要なノウハウを知るだろう。

無人島の話にかぎらず、著者に通じる道を「偶然」にでも探しあてたのなら、あなたは自分の歩む道を確実に得たことになる。ルイーズ女史の著書、優れた治療テープ、参加者に勇気を奮い起こさせるワークショップは、多くの問題を抱える世界にとって貴重な贈り物である。

私は、エイズ患者に全身全霊を打ち込んでいるおかげで、著者に出会い、療法の概念を活用することができた。

エイズ患者に、「エイズに前向きに取り組む法」というテープを聞かせると、最初から手応えがある。多くの患者は、日々の治療にこのテープを用いている。アンドリューという男性は、「ルイーズと一緒に寝て、毎朝彼女とともに起きるんだ」と話してくれた。

最愛のエイズ患者たちが、のびのびと穏やかに変貌していく様をみるたびに、女史に対する尊敬の念と愛情が深まっていく。女史の考えを生活に取り入れることで、自分自身をこのうえなく慈しみ許す患者たち。さらに、実践方法を的確に著していることにも、謹んで敬意を表する。

いままでも多くの偉大なる師や聖者、それにアバター（ヒンドゥー教の神の化身：AVATAR）に出会う機会に恵まれた。しかし、著者ほど話しやすく親しみやすい師はいない。なぜなら、著者はとても聞き上手で無私の愛を限りなく持ちあわせているからだ。著者は実例をあげながら教え、また教えていることを自ら実践している。あなたの人生に本書を招きいれることができて光栄のいたりである。それだけの価値が本書にはある。

――デイブ・ブラウン

目次

推薦のことば……4

第一部　始まりのことば……9

まえがき……11
私の人生観について……13
第一章　私が信じること……17

第二部　私といっしょに……31

第二章　何を悩んでいるのでしょう……33
第三章　どこからきたのでしょうか……53
第四章　本当にそうなのだろうか……65
第五章　さあ何からはじめましょう……77
第六章　反　発……87

第七章　前向きに変わる方法……111
第八章　新しいものを築く……131
第九章　日　課……149
第三部　さあ、やってみましょう……165
第十章　人間関係……167
第十一章　仕　事……177
第十二章　成　功……183
第十三章　豊かさ……189
第十四章　身　体……205
第十五章　症状と精神の関係……237
第四部　結びのことば……289
第十六章　私について……291
ホリスティック・ヒーリング（総合治療）の薦め……307

第一部　始まりのことば

まえがき

私の知っていることや教えていることを、読者の皆さんとわかちあうために、この本を書きました。私が書いた『ヒール・ユア・ボディ』という本は、心の状態によって生じる病気に関する本のなかでは、ひろく評価されています。

私の考えに共感したという手紙をたくさんいただきました。また、個々に相談を受けた方々や、米国内外のワークショップに参加された多くの人々から、一冊の本にまとめてはどうかとすすめられました。

この本は、あなたが直接私に会ったり、ワークショップに参加されるのと同じような経験ができるように構成してあります。

ここに書いてある通りのことを進んで実行し、やり終えた頃には、あなたは自分の人生を変えているでしょう。

最初はざっと目を通してください。それからもう一度じっくり読み、一つひとつのエクササイズに取り組んでみてください。

それも、できれば友人や家族と一緒に。

どの章も前向きな言葉ではじまっています。どの文章も、あなたがその分野に取り組んでいるのならとても有益です。一つの章を二～三日かけて考え、実行してください。その章の前向きな言葉を、声に出したり、書いたりすることを続けてください。

各章の終わりには、意識を変えるための言葉を掲げました。これは、ポジティブな考えがたえまなく浮かんでくるようにするためです。この言葉を一日に数回読み返してください。

エピローグには、私のたどってきた人生について取りあげました。どんなに生まれが卑しく貧しい暮らしをしていても、人生をよりよいものに変えていけることがわかっていただけると思います。

この本に取り組むあなたを、あたたかく見守っています。

——ルイーズ・L・ヘイ

私の人生観について

自分の経験することには、自分が一〇〇パーセントの責任を負っている。

考えることとは未来を創造すること。

いつもこの瞬間に力を発揮できる。

誰にでも自己嫌悪や罪悪感はある。

心の奥底では、誰でも「自分は役立たずだ」と思っている。

それは一つの考え方にすぎない。そして考え方は変えられる。

いわゆる「病気」は私たち自身がつくり出している。
恨み、批判、罪悪感が最も有害なパターン。
恨まなくなれば、ガンさえも治る。
過去を解き放ち、人を許せるようでなくてはならない。
自分の愛し方を学ぶ気持ちにならなければならない。
自分自身を認めて受け入れることが、前向きに変わる鍵。
心から自分を愛したときに、何もかもがうまくいく。

限りのない人生
満たされ完成された世界
終わりもはじまりもない
ただ物質と経験が絶え間なく循環する
人生には行き詰まりや澱《よど》みがない
どの瞬間も新しく新鮮だから
私をつくりたもうた神の力と一体である
その力からさらに力を授けられて
私自身の環境をつくっている内心の力の存在を知り
その力を思うがままに扱える喜び
過去から移ってくれば
人生のどの瞬間も新しいはじまり
ここから、この瞬間から新しくはじめる
私の世界ではすべてがうまくいく

第一章　私が信じること

「知恵と知識への道はいつも開かれている」

人生のしくみは単純。自ら解き放ったものが返ってくる

人生は、自分について考えていたことが現実になります。私自身を含めて誰もが、良くも悪くも自分の全人生に一〇〇パーセント責任を負っています。人生について考えることは、未来を創造することです。私たちはそれぞれ、考えたり感じたりすることで経験を重ねています。

たとえば、欲求不満を他人のせいにすると、私たちの持つ「変える力」を失います。心のなかで考えているのは「私たち自身」なのですから、人、場所、物のいずれも、私たちを押さえつけることなどできません。私たち自身がすべての境遇をつくりだしているのです。心が平和で落ち着いた状態ならば、生活にもその状態が反映されるでしょう。

考えてみてください。

「イライラする人ばっかりだ」

「みんないつも協力してくれる」

あなたがよく思うのはどちらでしょう。どちらの考えをとるかによって、経験も大幅に違ってきます。自分自身や人生に対して信じることは、実際その通りになります。

宇宙は私たちが選んだ考えを全面的にバックアップする

別の言い方をすると、私たちが信じさえすれば潜在意識は何でも受け入れる、となります。どちらも言わんとすることは、自分自身や人生に対して抱いている信念が現実になりますよ、ということです。つまり、あなたの考えていることが現実になるのです。そして、自分が考えを選ぶのに特別な制限はありません。

こうしたことを知っていれば、あなたも、「イライラする人ばっかりだ」よりも「みんないつも協力してくれる」の考えを選ぶのではないでしょうか。

宇宙の力は私たちを裁いたり批判したりしない

宇宙の力は、私たち個人個人の価値を受け入れているだけです。それで、私たちの考えは生活のなかにあらわれます。たとえば私が、「人生なんて寂しいもの、誰も私を愛してくれない」と思っているると、実際に私のまわりの世界はそのような状態になっているでしょう。

ところが、そのような思い込みを取り去り、「愛情に満ちた生活で愛し愛されている」と自分に言い聞かせれば、そのような状態が実現します。心のあたたかな人々に出会い、すでに知っている人々はさらに愛すべき存在になるでしょう。また自分も、愛情表現が上手になっているでしょう。

たいていの人は自分に対して馬鹿げた考えを持っている。また、人生はこう生きるべきであるといった厳格な規則にしたがっている

私たちはこの瞬間にそれぞれベストを尽くしているのですから、別に非難しているのではありません。ただ、もっとよくこのしくみを知って、理解したり意識することができれば、違う生き方をしているに違いありません。いま置かれている状態を自分のせいにしないでください。本書を見つけて私に出会えたことで、あなたは新しい前向きな変化を生活のなかに受け入れようとしているのです。「男は泣かない」「女は金遣いが荒い」といった言いまわしを鵜呑《うの》みにしていますね。とても偏狭《へんきょう》な考えではありませんか。

小さい頃はまわりの大人の反応から自分への思いや人生について学ぶ

子供は大人の反応を窺《うかが》いながら、自分自身や自分の住む世界についての考えを学びます。それと同じで、いまあなたが、とても不幸な目にあっている人、脅《おび》えている人、罪を犯した人、あるいは激怒している人と一緒に住んでいたとしましょう。これは、あなた自身や生活空間について、ひどくネガティブな考えを植えつけます。

「正しいことなんて絶対にできない」、「私がいけないの」、「怒る自分は悪い人だ」……こうした思い込みはイライラの原因です。

大人になると子供の頃の家庭環境をつくりやすい

これは、善悪や正邪の問題ではありません。ただ単に心の内に「家庭」があるというだけです。私たちは、自分と母親や父親とのあいだ、あるいは両親のあいだにあったような人間関係をつくりやすいのです。考えてみてください。母親や父親に「よく似た」恋人や上司を持ったことがたびたびあるでしょう。

また、人は両親に躾《しつけ》られた通りに行動します。叱りつけるのも罰を加えるのも同じです。その言葉まで聞こえてきそうです。子供の頃両親に愛され励まされた人は、自分を愛し励まします。「おまえには正しいことなんて絶対にできない」、「すべておまえのせいだ」と、どのくらいあなたは自分自身に言ってきましたか。

「おまえはすばらしい」、「自分が大好き」と、どのくらいあなた自身に言い聞かせたでしょうか。

だが、このことに関して両親を責めることはするまい

なぜなら、私たちも両親も互いに犠牲者だからです。両親の知らなかったことは、おそらく教わっていないはずです。母親や父親が自分自身を愛する方法を知らなければ、あなたに自分を愛する方法を教えられないでしょう。あなたの両親も、子供の頃に受けた躾を元にして懸命に生きてきたのです。両親のことをもっと知りたければ、幼年時代のことを話してもらうといいでしょう。相手を受け入れる気持ちで聞いていると、相手がどんなときに恐怖をおぼえ、どんなときに厳格な態度をとるかがわかります。「ぜんぶあなたのためにやったのよ」と言う人は、あなたと同じくらいびくびくと脅えていたのです。

私は自分が両親を選んだと信じている

この地球の特定の時間と空間に肉体を持つことを、私たち一人ひとりが決めています。この世にいるのは、精神の向上につながる道を前進していき、独自のさまざまな経験を積むためです。自分で性別や肌の色、母国を選び、自分にあった両親を探し求めるのです。両親は、生涯で自分が取り

組むべきパターンを映し出す鏡です。成長すると、たいていの人は両親にきつくあたり、文句を言います。「お母さん（お父さん）がいけないのよ」と。ところが実際は、その両親が、自分の克服しようとする課題のために完璧な対象だからわざわざ選んだのです。

私たちは小さい頃から、何をどのように考えて生きていくのか学び、その考えに沿って経験を積みながら生活しています。人生を振り返ってみてください。同じ経験を何度となくしていたでしょう。何回もくり返される経験は、実はあなた自身の思い込みを映し出しているのです。あなたが、なかなか解決しない、非常に大きく厄介で、ときには生命を脅《おびや》かすほどであると感じる悩みは、実際には問題ではありません。

いつもこの瞬間に力を発揮する

現在まで経験してきた出来事は、あなたの過去の考えや思い込みから生まれたものです。あなたが年を重ね、昨日、先週、先月、十年、二十年、三十年、四十年――それ以上の年月のあいだに考え、言葉にした事柄です。

しかしこれはあなたの過去で、すでに終わってしまったことです。この瞬間に重要なのは、あなたがいま何を考え、信じ、話しているかです。あなたの未来はこうした考えや言葉から生まれます。あなたが力を発揮するのはいまこの瞬間であり、それが明日、来週、来月、来年――さらにその先へと続いていく経験になります。

この瞬間、あなたも自分が何を考えているか気づいたかもしれませんね。それはネガティブな考えですか、それともポジティブなものでしょうか。その考えからあなたの未来を創造したいと思いますか。こういうことをほんの少し気にして、意識するだけでいいのです。

これからもずっと付きあっていくのは内面の思考だけ。そしてそれは変えられる

どんな問題でも、内面の思考が外にあらわれて経験という形になります。自己嫌悪を抱いているなら、それはあなたが自分の考えを嫌っているだけです。たとえば、「私は悪い人間だ」と考えたとします。この考えから感情が生まれ、あなたはその感情を受け入れているのです。しかし悪く考えなければ、悪い感情を持つこともないでしょう。それに、考えは変えられます。考え方が変われば、おのずと感情もそれに従います。

こうしたことから、なぜあなたがいまそう考えるようになったかがわかるのですが、だからといって悩み苦しんでいると言い訳するのはやめましょう。過去には私たちを威圧する力などないのです。どのくらい長いあいだ、悲観的に考えていたかなど問題ではありません。いまこの瞬間を精いっぱい生きることが重要なのです。このことに気づいたのはすばらしいことです。私たちはこの瞬間から自由になれるのです。

驚くなかれ、私たちは自分で考えを選んでいる

同じことをくり返しくり返し考えるくせがあるために、あなたは、考えを自分で選んでいるように思えないかもしれません。しかし、最初にどう考えるかは自分で決めていたのです。嫌なことは考えないようにすることができるのに、前向きに考えたくないと思うことが多くありませんか？

もちろん、自分にとってマイナスになる考えを拒むこともできます。私が知りあった人々は、程度の差はあれ、みんな自己嫌悪に陥っていたり、罪悪感にさいなまれていました。抱えている自己嫌悪や罪悪感が強い人ほど、人生はうまくいきません。よりよい人生をすごすためには、自己嫌悪や罪悪感が少ないほうがいいのです。

誰もが心の奥底で「私は役立たずだ」といつでも考えている

この他にも「力を出し切っていない」とか、「私には価値がない」とよく言う人がいますが、あなたもその一人でしょうか。「私は役立たずだ」と言葉にしたり、それとなくほのめかしたりすることがありますか。でも、誰のために、誰を基準にして「役に立たない」と言うのでしょうか。

こうした思い込みがあなたの内に強く根づいていたとしたら、愛情にあふれ、楽しく豊かで、健康な生活を営むことができるでしょうか。あなたの潜在意識にある考えは、どこかでその思い込み

に逆らっているのでしょう。また、何かが必ずどこかでうまくいかなくなるのではないかと恐れて、あなたは手を拱《こまね》いているのかもしれません。

恨み、批判、罪悪感、そして恐れは諸悪の根源

恨み、批判、罪悪感、恐れ、この四つが、身体や人生に大きな問題を引き起こします。こうした感情が生じるのは、他人を非難するばかりで、自分自身の経験に無責任だからです。私たちみんなが、一〇〇パーセント自分の人生に対して責任を持てば、他人を責めることもありません。何が起ころうとも、「外界」は、私たちが内側で考えていることを映し出す鏡にすぎません。他人の見下げ果てたふるまいを見て見ぬふりをするわけではありませんが、そういう行動を取る人を身のまわりに引きつけるのは、私たちの思い込みがそうさせるのです。

気づいてみると、「何の根拠もないのに、みんないつも私のことをあれこれ言うし、批判する。私をボロ雑巾《ぞうきん》扱いする」と独り言を言っていませんか。それがあなたのパターンなのです。あなたの考えに引きつけられてそういう態度をとる人が近づくのです。あなたが考えを改めれば、その人はあなたを煩わさずに、どこかで新たな人を見つけて同じようにふるまうことでしょう。そうなれば、もうあなたはそんな人を引きつけたりしません。

感情が身体にあらわれるパターンのいくつかを見てみましょう。

長いあいだ恨み続けると、身体を蝕《むしば》み、いわゆる癌《がん》に侵されます。いつまでも人を批判し粗《あら》探しをしていると、関節炎にかかりやすくなります。罪悪感は罰を招き、その罰によって痛みが起こります（私を訪ねてくる人は多くの痛みを訴えますが、彼らは大きな罪悪感を抱えこんでいるのです）。恐怖やそれに伴う緊張は、薄毛、潰瘍《かいよう》になりやすく、足が痛んだりします。

相手に恨みを持たずに寛大であれば、癌でも治せることを私は発見しました。簡単に言いすぎるとお思いでしょうが、その効果を見てきましたし、私自身も経験したのです。

過去の受け止め方は変えられる

過去はすでに終わってしまっています。いまから変えることはできません。しかし過去についての考えは変えることができます。ずっと昔に誰かに傷つけられたからといって、いつまでもそれをひきずって自分を痛めつけるのは愚かしいことです。私は、恨む傾向が強い人には、「いますぐに恨むのをやめてください。いまなら比較的治しやすいはずです。医師のメスがはいったり、死ぬ直前まで行ってしまえば手遅れです。きっとパニックに陥っているでしょうしね」と言います。

パニック状態に陥ると、心のヒーリングに集中して取り組むことがとても難しくなります。まず恐れを取り除くことからはじめなければならないからです。

自分が無力な犠牲者で救われる希望もないと信じていると、宇宙はその思い込みを持続させ、私たちはただ駄目になっていくばかりです。私たちに必要なのは、生きていく支えや成長を妨《さまた》げる、時代遅れで、的外れで、悲観的な考えを取り去ることです。神についても、私たちのためになる概念だけが必要なのです。

過去を解放するには、私たちに許す気持ちがなければならない

過去を解き放ち、人に対して、自分自身に対して寛大にならなければなりません。あなたは許し方を知らないかもしれません。許したくないと思うかもしれません。しかし、快《こころよ》く許すことがヒーリングへの第一歩です。自分をヒーリングするには、過去を解き放って人を許す気持ちにならなければなりません。

「私の望み通りでなくともあなたを許しましょう。あなたを許し自由にします」

このようなプラスの言葉によって私たちは自由になるのです。

すべての病のはじまりは許さないことから

病に伏したときは、誰を許さなければならないか胸に手をあてて考える必要があります。

『コーズ・イン・ミラクル』にはこう書かれています。「すべての病は許さない状態からはじまる」

さらに、「身体の調子が悪いときは、許すべき相手を探しまわらなくてはならない」と続いています。

この概念にさらにつけ加えると、最も許しがたい人こそ、あなたの気持ちのなかからいちばん解放しなければならない人です。許すとは、手放すこと、解放することです。見逃すこととは違います。すべてを解放することなのです。許す方法など知らなくていいのです。ただ心から許せるようでなくてはなりません。どうやって許すかは、宇宙に任せてしまえば大丈夫です。

我が身の痛みはとてもよくわかるものです。しかし、私たちがいちばん許さなければならない人にも痛みがあったことを、たいていの人は理解できません。その人はそのときの持てる限りの知識で、できる限りの意識を働かせていたことを、私たちは理解しなければなりません。

問題を抱えて私を訪ねる人々が、健康の不調、お金がないこと、うまくいかない人間関係、創造力の抑圧、他にどんな悩みを訴えてもかまいません。そういった悩みに対して私が取り組んでいるのは、自分を愛することだけだからです。

私たちが本当にありのままの自分を認め、慈しみを受け入れたなら、何もかもうまくいきます。まるで小さな奇跡がいたるところで起こるかのように。健康を回復し、大金を引きつけ、人間関係はずっとうまくいくようになり、想像力にあふれた自己表現ができるようになります。努力しなくても自然とそうなるのです。

あなた自身を愛して認めること、心から安全だと感じる居場所をつくること、信用して自信をもって受け入れることは、心のなかに秩序をつくり、愛情で結ばれた人間関係が生まれ、新しい職業や《※》より暮らしやすい新居が見つかります。また、体重を正常に戻すこともできます。自分自身や自分の身体を愛する人は、自分や他人を非難しません。

いま自分を受け入れ認めることは、私たちの生活のどの部分をもポジティブに変える重要な役割を担っています。

私にとって自分を愛するとは、何に対しても決して批判しないことを意味します。批判とは、変わろうとする私たち自身を封じ込めて鍵をかけてしまうことです。理解すること、自分に優しく接することでそこから抜け出せます。あなたは何年ものあいだ自己批判し続けてきたわけですが、でも、うまくいかなかったでしょう。まずあなた自身を認め、何が起こるか見ることにしましょう。

限りのない人生
完成され満たされた世界
はかりしれない力の存在を信じている
どの瞬間にも私の内に流れる力
その力の知恵に身を委ねる
この宇宙の唯一の智の神に
この一神から得られるのは
すべての解答、すべての解決、すべての浄化、すべての新しい創造
私はこの力と智の神を信じる
必要なことはすべて啓示され
必要なものはすべて与えられる
導かれるままに与えられ
私の世界ではすべてがうまくいく

第二部　私といっしょに

第二章　何を悩んでいるのでしょう

「心のなかを覗いても大丈夫」

身体の調子が悪い

痛い、出血する、ずきずき痛む、じくじくする、くじいた、腫《は》れる、足を引きずる、火傷《やけど》する、老化する、見えない、聴こえない、やせ衰えるなど、その他にもあなたが自らつくりだした症状があるでしょう。でも私はそれをすべて知っていると思いますよ。

人間関係がうまくいかない

うっとおしい人、ぼんやりしている人、押しつけがましい人。非協力的で、批判ばかりする人。私を愛してくれない、私を一人にしてくれない人。いつもいじめる、私に邪魔されたくないそぶりをする人。私をこき使う、私の言うことに聞こえないふりをする人。その他にもあなたが自らつくりだした人間関係の問題があるでしょう。こうした悩みもすべて聞いていますよ。

お金に縁がない

お金がない、めったに手元に残らない、充分であったことがない。また、わずかしか手に入らない、収入より出費のほうが多い。ツケを払えない。指のあいだからこぼれていくようだ、など。その他にも、あなたのつくりだした金銭問題があるでしょう。でも私はすべてを知っていますよ。

人生がうまくいかない

自分のしたいことをやったことがない、相手を喜ばせることができない、自分のしたいことがわからない、時間がない、欲求や望みがかなえられたことがない、他人に喜んでもらうためだけにいろいろなことをしている、私のしたいことを気にしてくれる人がいない、才能がない、まっとうなことができない、やることなすことグズでのろま、いつも運が悪い、などなど、その他にもあなたのつくりだしてしまった悩みがあるでしょう。でも私はそれよりもっと多くの悩みを知っています。

はじめて相談に訪れた人に、いったいどうしたのですかとたずねると、たいていここに記したような答えが返ってきます。いくつかまとめて返ってくることもあります。相談者は自分の悩みがなんであるかわかっているつもりなのでしょうが、私からみると、こうした愚痴《ぐち》は内面の思考パターンが外側に影響を及ぼしているにすぎません。この思考パターンのさらに奥には、その人の本質パターンが存在しますが、それこそが外側にあらわれるあらゆる作用の大元なのです。

私は相談者に次のような基本的な質問をします。このときは相手の言葉に注意します。

・あなたの生活になにが起こったのですか。
・健康面はどんな調子ですか。
・あなたの職業は。
・仕事は好きですか。
・金銭面はうまくいっていますか。
・恋愛はうまくいっていますか。
・どんなふうにその関係は終わりましたか。
・その前の関係はどのようにして終わったのですか。
・あなたの子供の頃についてかいつまんで教えてください。

態度や顔の動きも観察しますが、たいていの場合は言葉がとても重要です。内面の思考や言葉が未来の経験になりますから、相手の話を聞いていれば、それぞれどうして問題を抱えているのかすぐにわかります。しかしまれに、話す言葉と話している内容が噛みあわない場合があります。それはつまり、実際にどんな状態にあるのか話している本人が気づいていないか、あるいは嘘をついているかのどちらかなのです。どちらにしても、どこから取り組んだらよいかの手がかりになります。

エクササイズ――しなければならないことリスト

では、紙と鉛筆を使って、「しなければならないことリスト」をつくってみてください。しなければならない、こうするべきだと思うことを五つか六つにしぼって書き出すのです。なかなか書き出せない人や、書きたいことがありすぎて困る人、さまざまでしょう。

それからそのリストを一つずつ読みあげるのですが、その際にも「〜しなければならない」とつけてもらいます。一つ読みあげるごとに、私が「どうしてですか」とたずねます。

答えてみてください。その答えは次にあげるような、奥深く、また意味深いものではありませんか。

・お母さんがしなければならないと言ったから。
・そうしないと怖いから。
・私は完璧でなければならないから。

・まあ、誰でもしなくてはいけないことだから。
・怠け者だから、チビだから、ノッポだから、太りすぎているから、細すぎるから、頭が悪いから、醜いから、価値のない人間だから。

こうした返答は、考えがどのあたりで行き詰まっているか、限界についてどう思っているかをあらわしています。

これに対して私はなにもコメントしません。

さて、リストを読み終えたら、今度は「～しなければならない」という思いについて話しましょう。

もうおわかりだと思いますが、「しなければならない」という言葉は、人間の言語にダメージを与えます。実際、「しなければならない」とは、「その行為は間違っている」と言っているのと同じことです。誤った行為であると、過去、現在、未来を通して認めているのと同じです。これ以上人生のなかに誤りはいらないでしょう。それよりも選択の自由が必要です。私は、「しなければならない」という言葉を永久に消し去りたいとすら思っています。その代わりに「できる」を使うのです。すると、私たちに選択権が与えられ、間違うこともありません。

さあ、もう一度先ほどのリストを読んでもらいますが、今回は項目ごとに「自分が本当に望めばできること」をつけ加えてもらいます。すると、自分の行動への見方が一新します。

読みあげるごとに、私が「どうしてそうしないのですか」と静かにたずねます。今度は別の答えが返ってきますね。

・そうしたくないから。
・怖いから。
・どうしたらできるのかわからない。
・うまくできないから。
・その他。

自分から進んでやりたいと思わないことで、何年も自分を非難していた。また、考えたこともなかった事柄だったからできなかったと自分を責めていた。誰かが、しなければいけないと忠告したからしていただけだった。……これらのことに気づいた相談者は、それを「しなければならないことリスト」から取り除くことができます。きっとホッとすることでしょう。

医者や学校の先生になりたくないのに、親の一言で縛られ、何年ものあいだ自分に無理を強いてその職業に就いている人々を見てごらんなさい。身近にいる人と比べられて、あの人のようにもっとカッコよく、もっと金持ちに、もっと自由な発想を持たなければならない、と言われたために、自分が劣っていると感じたことがあるでしょう。

あなたの「しなければならないことリスト」に載っているもので、取り除いてホッとできるものはありますか。

この小さなリストの検討が終わる頃には、人生に対する見方が変わっています。自分で「しなければならない」と思っていた事柄の多くは、実は本人がしたいと思ってしていたことではなかった、他の人を喜ばせるためにやっていただけなのだ、ということに気づきます。そうしなければ自分が役立たずだと思われることが怖かったり、できない自分が無能であるという思いにさいなまれるからです。

では、もう一つ次の段階に進みましょう。「自分は間違っている」という感情を取り去るプロセスはすでにはじまっています。他人のつくった基準などもう関係ないからです。

第一章にも書いた、私の人生観を見てください。人生のしくみは実に簡単なものだと私は信じています。自ら解き放ったものは必ず返ってきますし、宇宙は私たちが選んだ考えを全面的にバックアップしてくれます。

小さい頃は、まわりの大人の反応から自分への思いや人生について学び、どのような考えでも、成長していくあいだに経験となってくり返しあらわれるでしょう。しかし、私たちと関わっているのは思考パターンだけなのです。そして、いまこの瞬間に力を発揮できるのです。この瞬間から自分を変えていくことができます。

自分を愛する

どんな問題を抱えた人に対しても私のやり方はただ一つ、「自分を愛する」ことです。愛は奇跡をもたらす治療方法です。自分を愛せば人生に奇跡が起きます。

自分を愛するといっても、思い上がったり、傲慢になったり、自惚《うぬぼ》れることとは違います。これらは愛ではなく、単なる恐れにすぎません。大いに自分を尊重して、私たちの身体や精神がもたらす奇跡に感謝しましょう。「愛」とは、心のなかからはちきれ溢れるくらいの感謝そのものです。愛はどこにでも存在します。私が愛を感じるのは、

・人生の道のりに。
・生きていることに喜びを感じたとき。
・美しいものを見たとき。
・自分以外の人に。
・知識に。

・心の動きに。
・人間の身体とその働きに。
・動物、鳥、魚に。
・あらゆる形の草木に。
・宇宙とその作用に。

あなたなら、この他に何を加えますか。
では、自分を愛さない場合はどうか見てみましょう。

・いつも自分をしかりつけ非難する。
・食物、アルコール、薬を取り入れては身体を痛めつける。
・愛せないと思い込んでいる。
・サービスを受けたときに法外な金額を支払うのではないかと恐れている。
・自分で病気や痛みをつくっている。
・自分のためになることを先延ばしにしている。
・混沌《こんとん》とした無秩序のなかで暮らしている。

・借りをつくり、苦労する。
・自分を見下し、邪険にする恋人や夫、妻の気を引こうとする。

あなたの場合はどうですか。

どんな形であれ、「人間の持つ善《よ》さを否定する」のは、自分を愛する行為ではありません。このことから私は、コンタクトレンズを使用していた相談者を思い出します。

ある日、私たちは彼女の幼年期から続いていた恐怖を取り除きました。すると、次の日の朝、彼女はコンタクトレンズを付けるのが煩わしいことに気づいたそうです。まわりを見回してみると、完全に視力が戻っていました。

しかし、その日は一日中「信じられないわ。信じられないわ」と彼女は言い続け、そして、次の日にはまたコンタクトレンズを付けることになりました。人間の潜在意識にはユーモアのセンスがありません。彼女は、自分の力で視力を完全に取り戻したことを信じられなかったのです。

「自分を卑下する」のも自分を愛していない証拠です。

トムはすばらしいアーティストで、裕福な顧客を抱え、彼らから自宅の改装について注文を受けていました。しかしどうしてだかトムはいつもお金に困っており、請求書の支払いも滞るほどでした。彼のたてた見積もりは、作業を完璧に仕上げるのにはまったく足りなかったからです。結果的にトムは自分で自分の価値を下げていたのです。金持ちは往々にして、自分の購入するものに大金を払いたがります。そうすることでそのものの値打ちが上がると思っているからです。この世に唯一のものをつくり出せる人、他の人にできない役割をこなす人は、自分の働きにふさわしい対価を得るべきです。

他にも自分を卑下する例をあげてみましょう。

・つれあいは疲れていて不平ばかり言う。私がどんな悪いことをしてこんなふうになってしまったのだろうか。
・彼は私を誘ってくれたけど、それっきり音沙汰がない。私が何かいけないことをしたに違いないのね……。
・結婚生活もおしまい。この結婚は人生の失敗だ。
・給料を上げてほしいと言い出せない。
・雑誌『ジェントルマンズ・クオータリー』や『ヴォーグ』に載っているような体型をしていないことで劣等感を持ってしまう。
・「売れ」ないし、演じたい「役を取れない」。自分に能力がないせいだ。
・他人と親しくなって心に踏み込まれるのが怖くて、不特定多数とのセックスに走ってしまう。

・自分で決定を下せない。間違えるに決まっているから。

さて、あなたの場合はどうですか。自分の力を信じられないと言っていませんか。

赤ちゃんには欠点がない

まだほんの赤ちゃんだった頃、あなたには欠点がありませんでした。赤ちゃんは完全な状態で生まれてきますから、完全性を求める必要がありませんし、それを知っています。赤ちゃんは自分が宇宙の中心であることを知っているのです。したいことをしたいと言うのに憚《はばか》ることなどしません。自分の感情を素直に出します。赤ちゃんが怒っていれば、あなたはもちろんのこと、近所の人にまでわかります。また、赤ちゃんの機嫌がいいのも、その笑顔が部屋を明るくしますからすぐわかります。赤ちゃんは愛情に満ちています。

生まれてまもない赤ちゃんは、愛情がなければ死んでしまうでしょう。成長すれば愛情がなくとも生きていけることを学びますが、赤ちゃんにはそれは無理な注文です。赤ちゃんは自分の顔も身体もすべてが大好きで、信じられないほどの勇気があります。

あなたもそうだったのです。人間は皆そうだったのです。それなのに私たちはまわりの大人から恐れを教わり、自分のすばらしさを認めなくなりました。

相談者は、自分が醜く魅力がないと言い張り、その言い分を何とか私にわからせようとするのですが、私は信じたことがありません。私の仕事は、彼らを、自分を本当に愛していた頃に連れ戻すことです。

エクササイズ――鏡

小さな鏡を取って、鏡に映る自らの目をじっと見つめながら、自分の名前と、「ありのままの自分を慈しみ受け入れます」と言ってみてください。

これは多くの人にとって非常に難しいことです。この実践から喜びを得るどころか、抵抗を示す人がほとんどです。相談者のなかでも、声をあげて泣く人、涙を浮かべる人、怒り出す人、目鼻だちや性格をけなす人、「言われた通りにできない」と言い張る人、さまざまな反応が返ってきます。ある男性などは、鏡を向こうの部屋に投げてしまいました。逃げ出したい衝動に駆られたそうです。この男性の場合、鏡のなかの自分自身に語りかけられるようになるまで数ヶ月かかりました。

私の場合、鏡を見るたびに、そこに見えるものに対して非難することが何年も続きました。限りなく長い時間を眉毛を引き抜くことに費やし、鏡に映る自分をわずかでも受け入れようと懸命になっていた自分を、いまは楽しく思い出すことができます。そのときの私は、自分の目を見つめることに脅《おび》えていました。

これは鏡を用いたちょっとした実践ですが、私にたくさんのことを示してくれました。一時間もしないうちに表向きの問題の下に潜む問題の核心にたどりつけます。個々の問題レベルで取り組むと、一つひとつの事柄に無限の時間を費やすことになり、すべての問題を「解決」したと思いきや、すぐに別の問題が持ちあがってしまうでしょう。

「問題」が実際に問題であることは稀《まれ》である

彼女は自分の容姿、とくに歯のことが気になってしかたがありませんでした。次から次へと歯医者を変えましたが、変えるごとに醜くなっていくように感じていました。鼻の整形もしましたが、担当医師の腕はよくありませんでした。歯科医も整形外科医も、彼女の「自分は醜い」という思い込みを映し出していたのです。彼女の場合、容姿が問題なのではなく、自分が「悪い」と確信していたのが原因でした。

他の女性の例ですが、その彼女の息は非常に臭く、まわりの人が迷惑していました。聖職者になるために勉強し、見たところ敬虔《けいけん》で気高い精神の持ち主のような女性でしたが、内面では怒りと嫉妬に猛《いき》り立ち、自分の地位が危うくなるのではないかと考えたときなど、激することもありました。そうした彼女の内面の思考が口臭となって外にあらわれ、思いやり深い人を装っていても攻撃的だったのです。彼女は自分で自分を脅《おびや》かしていました。

次のケースは少年です。少年が母親に連れられて私を訪れたのはわずか十五歳の頃で、ホジキン病（悪性リンパ腫）を患い、あと三ヶ月の命でした。母親は見るからにヒステリー性で、その症状をなかなか抑えられないようでしたが、少年は快活で利発で、そして生きたがっていました。彼は私の言うことを喜んで聞き、考え方や話し方を変えました。少年の離婚した両親は争いごとが絶えず、家庭に安らぐ場所がなかったのです。

彼は俳優になりたがっていました。喜びを経験するよりも、名声と財産を追い求める気持ちが大きいようでした。彼は、有名になることでしか自分の価値を認められなかったのです。

私が彼に教えたのは、ありのままの自分を愛して受け入れることでした。彼は回復し、現在は成長してブロードウェイの舞台にレギュラーで出演しています。自分自身である喜びを身体で覚えたので、役者としての幅も広くなりました。

「太りすぎ」も、本当のところ問題ではないのに多くのエネルギーを無駄に費やしている、という意味の好例です。何年間も脂肪と戦い続け、それでもやせられない人が多くいます。そういった人は、すべての問題を太っているせいにします。しかし、余分な体重は、内面の奥底にある問題が外にあらわれているだけなのです。私の場合は、恐れや、保護を求める思いが、いつも太る原因になっています。恐怖、不安、「自分は役立たずではないか」と感じるとき、私たちはその恐ろしい思いから守られようとして保護を求め、そのために体重が増えます。

自分が太っていることに文句を言って時間を費やす、一口食べては罪を感じる、ダイエットのためなら何でもやる、どれもこれも時間の無駄遣いです。本当の問題を解決していないのですから、これでは二十年経っても同じでしょう。かえって恐れや不安は増し、自己防衛のためにさらにまた体重が加算されてしまいます。

ですから私は、太りすぎやダイエットを問題にしたくありません。やせようと肉体的に努力しても何の効果もないからです。ダイエットをするのなら心のダイエットをしなければなりません。つまり、悲観的な考えを少なくしていくことです。

私は相談者によくこう言います。

「その問題はひとまずこちらに置いて、まず他のことからはじめましょう」

自分を愛せないのは太っているせいだ、と相談者はよく言います。ある少女は、自分を「まるまると太っている」と表現しました。でも、それは順番が違います。自分自身を愛さないから太っているのです。自分を慈しみ受け入れられれば、いつのまにか体重が落ちていることに気づくでしょう。

相談者のなかには、私の「生き方は簡単に変えられる」という言葉に怒り出す人もいます。自分の問題を理解してくれていないと受け取ってしまうのでしょう。ある女性など非常に気が動転し、「私がここにきたのは論文を書く手助けになると思ったからです。自分の愛し方を学びにきたのではありません」と言うのでした。私から見ると、明らかに自己嫌悪のかたまりであることが彼女の一番の問題で、その状態が生活のなかに染み込んでいました。論文を書くのもひいては同じことです。自分に価値を見出さない限り、彼女は何事も為《な》すことができなかったのです。

結局、その女性は聞く耳を持たず、涙ぐみながら帰っていきましたが、抱えていた問題は解決せず、一年後にさらに多くの問題を抱えて戻ってくることになりました。そのときすぐに受け入れる用意ができない人もいます。受け入れ態勢が整ったときに私たちは変わりはじめます。私は四十歳になるまで自分が変われることに気づきませんでした。

本当の問題

話は元に戻りますが、人畜無害な手鏡を覗きこんでいる相談者は、誰も彼も困惑の色を隠せません。私はあたたかく微笑んでこう言います。「それでいいんです。いま私たちは本当の問題を見つめています。これからあなたの前に立ち塞《ふさ》がっているものを取り除いていくことができるのです」と。そして、自分を愛すること、どのように愛するのか、自分を愛するとはどういうことか、何があっても絶対に自分を責めないことから自分への愛がはじまる……といったことをさらに詳しく話していきます。

それから、あなたは自分を責めていますか、と相手の顔を見ながらたずねます。

・まあ、もちろん責めますよ。
・いつも責めています。
・前よりもましです。
・自分を責めずにどうやって自分を変えられるのですか。
・他の人はそうではないんですか。

私は、「人のことを問題にしているのではありませんよ。あなた自身について話しているのです。どうして自分を責めるのですか。あなたのどこがいけないの」と聞き返します。

そして、相談者が話す事柄をリストにしますが、これは、話す内容と「しなければならないことリスト」が一致することがあるからです。あなたは自分に対して、背が高すぎる、背が低すぎる、太りすぎ、やせすぎ、鈍感、老けている、幼稚である、とても醜いなどと思っていませんか（非常に美しかったり、容姿のすぐれた人がよく口にする言葉です）。他にも、自分はなにかをするにはもう遅すぎるとか、早すぎるとか、自分はものぐさすぎてだめだ、などと言う人もいます。だいたいにおいて「〜すぎる」が多いと思いませんか。最終的にたどりつくのは、「私は役立たずだ」という結論です。

そうです。そうなのです。ついに核心に触れることができました。自分を責めるのは、自分を「役立たずだ」と思い込んでいたからなのです。この点になんて早く気づくことができたのでしょう。相談者はいつも驚きます。

これからは、身体の問題、人間関係、金銭関係、創造性に乏しいといった副次的作用に煩わされずにすみます。すべての原因である「自分を卑下する」状態をなくすことに全力を注ぎ込むことができるのですから。

限りのない人生
満たされ完成された世界
神のご加護とお導きがあるから
自分の心の奥底を覗いても大丈夫
過去を振り返ってみても大丈夫
人生を大きくとらえても大丈夫
過去、現在、未来を通して
個性を超越する
個性を問題にするよりも
私という人間のすばらしさを認める
私は心から自分の愛し方を知りたい
私の世界ではすべてがうまくいく

第三章　どこからきたのでしょうか

「過去には私を威圧する力はない」

さて、前章では多くの事柄を検討してきましたが、一般的に問題として考えられている事柄をふるい落としてきましたね。そしていまは、私の考える本当の問題にまで到達しました。つまり、自信を持てないために「自分が役立たずだ」と感じると、そこに自分を慈しむ心がなくなってしまうのです。私のこれまでの経験では、何か問題が起こったときには必ずこの状態に陥っているはずです。こうした考えがどこからきたのか見ていきましょう。

ほんの小さな赤ちゃんは、自分も人生も欠点のない完璧なものであることを知っていますが、私たちはどうして悩んだり、自分を卑下したり、人に愛されない人間であると感じるようになったのでしょう。自分の愛し方を知っている人は、これからも自分を労《いたわ》っていくことができます。

まだ蕾《つぼみ》がかたいバラの花を考えてください。花びらをいっぱいにひろげて最後の花弁が落ちるまで、その様相はいつも美しく完全で常に変化しています。私たちも同じです。私たちはいつも美しく完全で、常に変化しているのです。自分の理解力、意識、知識を使ってベストを尽くしています。理解力、意識、知識をさらに詰め込むと、行いも変わってくるでしょう。

心の大掃除

さて、もう少し過去について、私たちを動かしていた思い込みについて考えてみましょう。考えを改めるのは苦痛だと思う人もいるでしょうが、そう構えないでください。まずはどのような考えがあるのか見てみなければなりません。

部屋の掃除を徹底的に行うには、まず部屋のなかにあるものすべてを取りあげて調べるでしょう。いとおしいと思うものは、埃《ほこり》を払って磨いて再び美しさを添えます。表面を新しくしたり修理が必要なら、後から直すために書き留めておいたりするでしょう。もう使わないものを手放すのは時間の問題です。古雑誌や古新聞、使用済みの紙皿などは、静かにごみ箱に押し込みます。部屋を掃除するのに怒ったりする必要はありません。

心の家をきれいにするのも同じことです。捨てられるのを待っている考えに対して怒らなくてもいいのです。食事が終わってほんのわずかな量の食べ物が残っても、それはごみ箱行きですね。いらない考えも同じことですから、気軽に捨てましょう。昨日の残飯を漁《あさ》って今夜の夕食をつくることが実際にあるでしょうか。同様に、明日の経験のために古い心のクズを貪《むさぼ》るでしょうか。役に立たない考えや思い込みは手放しましょう。一度信じたことは一生信じていかなければならないなどという決まりはありません。

では、こうした思い込みがどこからきたのか、例を見ていきましょう。

思い込み――役立たず

何から生じたか――「おまえは馬鹿だ」と、口を開くたびに父親から言い聞かされていたこの男性は、父親に認められたいために成功を望んでいました。ところが、成功するどころか罪悪感でずたずたになり、さらに父親に恨《うら》みを抱いたために、何をやっても失敗しました。父親は次から次へと彼の事業に出資しましたが、どれもこれも失敗に終わりました。彼は父親に復讐する道具となっていたのです。事業の失敗を利用し、父親の金をどんどん浪費させました。当然のことですが、そうしている彼自身が最もみじめな敗北者でした。

思い込み――自分を愛せない

何から生じたか――父親に認められようと懸命である

父親のようにはなりたくない、と彼女は思っていました。父親と反発しあい、いつも言い争いをしてばかりいました。彼女はただ父親に認められるだけでよかったのですが、返ってきたものは彼女を責める言葉だけでした。彼女は身体全体に痛みを感じます。ところが、父親もまったく同じ痛みを感じていたのでした。父娘そろって、自分の怒りが痛みをつくり出しているとは考えもしていなかったのです。

思い込み——危険にさらされている
何から生じたか——脅《おび》えている父親

ある女性の相談者は、世のなかはぞっとすることばかりで安穏と暮らしていけないと思い込んでいました。彼女はなかなか笑えず、笑うといつも何か「悪い」ことが起こるのではないかと脅えていました。彼女は父親に、「笑ってはいけない。笑うと悪魔につかまってしまうよ」と言い聞かされて育ったのです。

思い込み——自分は役立たずだ
何から生じたか——見捨てられ無視されていたため

彼はなかなか話すことができませんでした。黙っていることが彼のライフスタイルになっていたのです。私はちょうど彼が麻薬とアルコールをやめた頃に会ったのですが、彼は自分の状態がひどいと自覚していました。彼と話しているうちに、幼い頃に母親が死に、伯母《おば》に育てられたことがわかりました。その伯母は小言《こごと》を言う以外はろくに口をきかなかったので、彼は沈黙のなかで育ったのです。食事も一人で、一言も口をきかず、くる日もくる日も自室にこもって静かにすごしていました。恋人がいましたが、その彼女も口数が少なく、一緒にいるときも言葉を交わすことがほとんどありませんでした。その恋人も亡くなり、彼はまた一人ぼっちになりました。

エクササイズ――マイナスの教訓

さて、ここでリストをつくるために大きな用紙を用意しましょう。その紙に、両親から聞かされたあなたにとってマイナスの教訓をすべて書き出してください。どのような教訓がありますか。じっくりと時間をかけてできるだけ思い出してください。たいてい三十分も考えれば充分です。

お金について何か言っていたでしょう。あなたの身体について、恋愛や人間関係について、あなたの創造性について、あなたの考えを狭めるようなことについて、何か言っていましたか。

できれば、リストアップした項目を客観的に見て、「そこからあの思い込みが生じたのだ」と自分に言い聞かせてください。

さて、それが終わったら新しい紙を用意して、もう少し掘り下げて考えてみましょう。子供が聞かされるマイナスの教訓には、他にどのようなものがあるでしょうか。

両親からは……
先生からは……
友達からは……
偉い人からは……
教会からは……

項目を全部埋めてください。時間がかかってもかまいません。あなたの心の動きに注意してください。

二枚の用紙に書かれた考えを、あなたの意識から取り除く必要があります。こうした思い込みを持っているからこそ、「自分は役立たずだ」と感じるのです。

子供になった気持ちで自分を見る

ここに三歳児がいるとしましょう。その子を部屋のまんなかに座らせ、あなたと私は叫び出します。おまえは馬鹿だ、おまえなんかにまともなことができるもんか、言いつけを守れ、あれをするな、これをするな、この散らかしようは何だ、おまえのしでかしたことをよく見ろ……、さらに何度か殴りつけるとします。するとその子は、部屋のすみっこにおとなしく座って恐怖に脅えるか、あるいは逆にめちゃくちゃに暴れるでしょう。結果がその二つのタイプのどちらかになるのはわかっても、その子供の未来の可能性がどれほどひどいものになるかまではわかりません。

同じ三歳児に対して、今度はこう話しかけたらどうでしょう。おまえのことを愛している、大事に思っているよ、おまえの顔が好きだし、明るくて利発なところも好きだ、おまえのやり方をいいと思う、間違うのも勉強のうちだからいいんだよ、いつどんなときでもおまえの傍《そば》にいるからね、などなど。

このような環境で育てられた幼児に潜《ひそ》む可能性には驚くべきものがあります。

私たちの誰にでも自分の心のなかに三歳児がいますが、その子供に対して怒鳴りちらしていることが多いのです。そうしていながら私たちは、なぜ人生は思い通りにならないのだろうと思うのです。

あなたを責めてばかりいる友達がいるとして、一緒にいたいと思うでしょうか。あなたはおそらく、幼年期にそのようにあしらわれていたのです。悲しいことです。でもそれは終わってしまった遠い昔の話です。いまも同じように自分を非難しているのなら、それはずっと悲しいことです。

いま、私たちが小さい頃に聞いたマイナスの教訓が目の前にリストアップされています。自分の欠点と、そのリストの項目とは一致していますか。だいたい同じでしょうか。おそらくそうだと思います。

私たちの人生の筋書きは、幼少の頃受けた教訓に基づいています。私たちは皆いい子で、「両親」

の言うことは真実として素直に受け入れてきました。すべてを両親のせいにしてこれから一生犠牲者として生きていくのは非常に簡単なことです。でもそのような生き方はあまり面白くないでしょうし、どん詰まりの状態から抜け出せないに違いありません。

家族のせいにする

非難ばかりしていると、絶対に問題の渦中から抜け出せません。他人を非難するのは、私たちが持つ力を消耗するだけです。このことを理解していれば、問題を克服して未来を思い通りに動かせます。

過去を変えることはできません。未来は、現在何を考えているかに基づいて形づくられます。両親は彼らのできうる限りの理解と自覚と知識で、過去の私たちに精一杯のことをしてくれました。私たちが自由になるためには、そのことに気づかなくてはなりません。誰かを非難するときは、必ず自分が無責任な人間になっています。

あなたを咎《とが》める人はあなたと同様にびくびくして脅えています。あなたと同様に無力感にさいなまれています。彼らは自分の教わってきたことしか知らないのです。

両親の幼年期、特に十歳以下の頃のことをどのくらい知っていますか。聞けるうちに聞いてごらんなさい。両親がどのような子供だったかがわかれば、両親のしたことを理解できるでしょう。理解すれば、思いやることができます。

両親の幼年期を知らなかったり調べようがない場合は、想像力を働かせましょう。たとえば、どのような子供時代をすごしたらあのような大人になるのだろうかと考えてみるのです。

自分を解放するためには、両親の幼年期について知っておく必要があります。両親を解放しない限り、あなた自身を自由にできません。彼らを許さない限り、あなた自身を許せません。両親に完璧を求めれば、あなた自身にも完璧を求めてしまうでしょうし、そうなれば一生をみじめにすごすだけでしょう。

両親を選ぶ

私たち自身が両親を選んだという説に私は賛成です。私たちが学ぶことは、両親の「欠点」と完全に一致していると思います。

私たちは皆、未来に向かって永劫に続く果てしない旅をしています。この地球上で、自らの精神を向上させるために特別な経験をしているのです。自分で、性別、肌の色、生まれる国を選び、自分のパターンを「映し出す」完璧な両親を見つけるためにあたりを見回します。

地球を訪れたのは、ちょうど学校に行くようなものです。美容師になりたい人は美容師の学校に行くでしょうし、整備士になりたい人はその専門学校に行くでしょう。弁護士になりたければ法律学校に行きます。あなたが今回求めて選んだ両親は、あなたが学ぼうとしていることの「達人」なのです。

成長すると、親を指差して責めるようになります。「お母さん（お父さん）がいけないのだ」と。でも、本当は私たちが親を選んだのです。

相手の言うことに耳を傾ける

私たちがとても小さかった頃、お兄さんやお姉さんはまるで神でした。お兄さんやお姉さんが不機嫌なときは、しぐさや言葉でわかったのではないでしょうか。こういうことを言われたことはありませんか。

「～を言いつけてやるぞ」（罪の意識を教え込む）

「まだあんたは子供だからできないわよ」

「おまえは馬鹿だから一緒に遊べないよ」

また、学校の教師の影響が大きいこともあります。私が五年生のとき、ダンサーになるには背が高すぎると先生に頭ごなしに言われました。私は先生の言葉を信じ、自分のダンス志望の心を、ついにダンスを職業とできない年齢になるまで封印し続けてしまったのでした。

テストや成績は、ある一定時間内にどれだけの知識を持っているかを見るだけにすぎないことを知っていましたか。それともあなたは、テストや成績で自分の価値を測るような子供だったでしょうか。

私は、子供時代の友人からも、人生について間違った教わり方をしました。友達に学校でいじめられ、いまでも心に傷があります。私は旧姓がルーニーと言ったので、それをからかわれて「ルナティック（狂人）」と呼ばれていました。

隣人の影響もあるでしょう。うわさ話を耳にするだけではありません。「近所の人がどう思うか考えてみなさい」と身内に言われたりしませんか。

小さい頃あなたに影響を及ぼした権力者を思い出してください。

それから、雑誌やテレビの広告の効果も大きく説得力があります。この商品を使わないと世間に取り残されてしまうとか、それを買わない私がおかしいのではないかと思わせて販売している商品が多すぎるのです。

私たちはいま、幼少の頃植えつけられた思い込みを越えようとしています。過去に何を言われようとも、自分のすばらしさや尊厳を自覚するために、あなたはここに存在しているのです。あなたは自分のマイナス思考を克服し、私は自分の思考を乗り越えていけるでしょう。

限りのない人生
満たされ完成された世界
過去には私を押さえつける力などない
これから学んで変わろうとしているのだから
過去は今日の私をもたらしてくれた大切なもの
でもいますぐに取り掛かろう
心の家の部屋を掃除する
どの部屋からはじめてもいいのだから
一番小さくて簡単な部屋からはじめよう
そうすれば成果がすぐにわかるから
こんなに胸がわくわくしている
二度と同じ経験をくり返すことはないのだから
さあ自分を解放しよう
私の世界ではすべてがうまくいく

第四章　本当にそうなのだろうか

「私にとって真実とは代用のきかないもの」

「真実なのか事実なのか」という問いに対して二通りの答えがあります。「イエス」と「ノー」です。真実であるとあなたが信じれば真実なのです。逆もしかりで、信じなければ真実ではありません。コップに入った水にしても、あなたの見方で、半分しか入っていないとも、半分も入っているともいえるのです。まったく数え切れないほどの考え方があり、どの考えを取るかは私たちの自由です。たいていの人は両親の考え方を受け継いでいますが、その考えにこれからも従う必要はないのです。人間は一つの考え方しか持てないという決まりがあるわけではありません。

私が信じて選んだものが必ず現実になるように、あなたが信じて選んだものも必ず現実になります。あなたと私の考えは違っているでしょう。だから、私たちの生き方や経験もそれぞれに違っています。

あなたの内面の思考を検討してみる

私たちが信じるものは必ず現実になります。たとえば、思いがけなくお金に困ることになった場合、あなたは心のどこかで、自分はぬくぬくとお金に困らず暮らせるような人間じゃないとか、自分はこれから借金を背負っていかなければならないはずだと思い込んでいます。また、いいことなんて長続きしないと思っていると、次第に、人生は悩みを抱えて生きていくものなのだという思い込みにつながっていきます。私のよく聞く台詞《せりふ》「私なんか幸せになれない」という思い込みを持つかもしれませんね。

人間関係がうまくいかないような場合、「私は誰にも愛されていない」とか「私が愛されるはずもない」と思い込んでしまうかもしれません。おそらくあなたは、母親から受けてきたような威圧感を感じて恐れているか、「まわりの人は自分を傷つけるだけだ」と考えているのでしょう。

病弱な場合、あなたは「病気は先祖からの遺伝だ」と信じ込んでいませんか。「体調は天気に左右されるものだから仕方ない」とか、「そういう運命だから」とか、「この病気はこれからずっとつきあっていくうちのひとつだ」と考えていますね。

あなたは、ほかにもさまざまな考えを持っていることでしょう。そして、たいていの人がそうした思い込みにまったく気づいていないように、あなたも気づいていないのです。まわりの環境をただ漠然と見ているだけで、「世のなかなんてそんなものさ」と見過ごしています。内面の思考と経験の結びつきを誰かに教えてもらってはじめて人生の束縛から解放されます。

「悩み」
財政難
友達がいない
仕事ができない
気に入られようとしていつもおどける

「思い込み」
自分はお金と縁がない
私を愛してくれる人がいるはずない
私は無能で役立たずだ
しっかりした自分がない

どのような悩みも自分の思考パターンから生まれます。ですが、そのパターンは変えられるのです。

これが現実なのだとひしひし感じたり、現実は変えようもないと見えるかもしれません。誰でも孤軍奮闘し、食うか食われるかの状態にあることは確かです。しかしいくら困難な問題であっても、思考パターンが結果や影響として外にあらわれたにすぎないのです。

どういう考えが悩みになるのかわからなくても、いまはいいのです。その考えを見つけ出すために本書があるのですから。あなたが抱えている問題を考えてください。そして自分にたずねるのです。「この悩みを抱えているのは、どんな考え方をしているからだろう」と。落ち着いた状態でこの質問を投げかけたら、きっと内なる知恵から答えが与えられるでしょう。

子供の頃に教わったことは思い込みにすぎない

とはいえ、なかには前向きな考えもあります。生きていくうえで役に立つ、たとえば「道を渡るときは左右をよく見てから」などがそうです。

最初は非常に役に立っても、成長するにつれて不適切になったものもあります。「他人を信じるな」と幼児に言い聞かせるのは、犯罪から守るためにいいアドバイスかもしれませんが、大人になるまでその考えを持ち続けていると、その思い込みのために気がついたときには孤立して寂しい思いをする、ということがあります。

「本当にそうなのだろうか」と椅子《いす》に腰掛けて自分に問うことを、私たちはほとんどしません。どうしてでしょう。なぜ「私の頭ではついていけない」と思うのでしょう。

もっとかみ砕《くだ》いて質問してみましょう。「いまの自分にとって正しい考えだろうか」「どこからそんな考えが出てきたのだろう」「担任の先生に何度も言われ続けたから私は信じているのだろうか」「そんな考えを捨てたら暮らしやすくなるかしら」……いかがですか。

「男子たるもの泣くべからず」「女子たるもの木に登るべからず」と言われ続けたら、男性は感情を押し殺すことになり、女性はつらつと行動できません。

「世のなかは怖いものだ」と子供の頃に教わると、怖い目にあうたびに「この世は恐ろしいところだ」という考えを真実として受け取るようになります。「他人を信じるな」「夜遊びはいけない」「他人にだまされるな」についても同じことです。

一方、小さい頃から「世のなかは安全である」と教わっていると、まったく異なる考えを持つことになるでしょう。愛情に囲まれ、他人は好意的で、必要なものは何でも手に入れている状態を自然に受け入れます。

子供の頃に「悪いことはみんな自分のせいだ」と思うように育てられると、いつも罪の意識を感じてしまい、何事も避けて通るようになるでしょう。そのためにいつも「ごめんなさい」と他人に謝る人になるでしょう。

また、「私はたいしたことのない人間だ」と教え込まれて信じてきた人は、どこにいても劣等感にさいなまれるでしょう。私の幼児体験もそうですが、ケーキがほしくても食べられないようになるのです。他人があなたに気づかないとき、自分が透明人間になったような気がすることもあるでしょう。

「誰も私を愛してくれない」と思いたくなるような環境で育ちましたか。もしそうならば、あなたは確実にいま一人ぼっちです。友人や友人とのつながりができても長続きしていないのではありませんか。

「人生が充分に満たされることはない」と家族に教わりましたか。そうであれば、きっと自分がからっぽの棚のように感じたり、食べていくのがやっとの生活だったり、あるいは借金にどっぷり浸《つ》かった生活だったりするに違いありません。

ある少年の家庭では、この世は悪意に満ちており、生きていてもいいことはないと家族全員が信じていました。少年にとって楽しいことといえばテニスをするくらいでしたが、彼は膝《ひざ》を痛めてしまいました。あたれる限りの医師に診《み》てもらいましたが、膝はよくならず、とうとうプレーもできなくなってしまいました。信じるとおりになったわけです。

また、ある牧師の息子は、小さい頃から相手に譲ることを教わってきました、家族はいつもあと回しにされるものでした。彼は、いまでは顧客を儲けさせる才に長《た》けていますが、彼自身は小遣いもろくになく、いつも借金を抱えています。自分は人よりあと回しにされなければならないといまだに思い込んでいるからです。

信じれば、本当になる

「私の勝手でしょ」とか「世のなかなんてそんなものだ」と、いままでどのくらい言ってきたことでしょう。信じていることがそのまま言葉にあらわれています。ふつう、私たちが信じていることは他人の意見を自分の考えに組み入れているだけですが、その考え方は確実に、信じている他の事柄すべてについてもつじつまがあうようにできています。

たいていの人は、雨降りの朝に目を覚ますと、「あーあ、うっとおしい日だなあ」と言いますね。あなたもその一人ですか。

でも、うっとおしい日ではないのです。ただ雨降りの日なだけです。しっかりとレインコートを着て気分を一新させれば、雨も楽しくなります。雨はうっとおしいと心底信じていると、雨が降っただけで気持ちが沈むでしょう。出来事をありのままに受け止めることができず、一日じゅう争いごとが絶えないでしょう。

「好い」天気も「悪い」天気もないのです。あるのは、天気と天気に左右される私たち自身だけです。楽しい生活を送りたければ、楽しいことを考えなければなりません。豊かな生活を送りたければ、豊かなことを考えなければなりません。愛情に囲まれた生活を求めるのなら、愛情にあふれたことを考えなければなりません。心や言葉で伝えたことは、必ず形となって私たちの元へ戻ってきます。

どの瞬間も新しいはじまり

前にも述べたように、私たちはこの瞬間に力を発揮できます。行き詰まることは決してありません。この場所でこの瞬間に私たちの心のなかに変化が起きます。悲観的に考えたり、病気や人間関係がうまくいかないこと、お金がないこと、自己嫌悪など、どのくらい長いあいだその状態でいたかは問題ではありません。今日からでも変われるのです。

もう悩まされる必要はありません。悩みは無の世界にしだいに戻っていきます。やればできることです。

あなたの心のなかで考えるのはあなた自身だということを忘れないでください。あなたの世界では、あなたが統率者なのです。

過去の考えや思い込みがこの瞬間をつくり出し、瞬間の積み重ねが現在となります。いま信じたり考えたり言葉にすることが、次の瞬間を、明日を、来月を、来年をつくります。もちろん、考え方を変えずに、これからも悩みを抱えていってもそれはあなたの自由ですが。

では皆さん。私の何年来もの体験から生まれた、とっておきのアドバイスをしましょう。

あなたの世界ではあなたが支配者です。あなたはすべてを自由に選べるのです。

自分を変えようと思ったとき、その瞬間から新しいプロセスがはじまります。どの瞬間も新しいはじまり、いまこのときこそが新しいはじまりです。すばらしいことではありませんか。いますぐに力を発揮できるのです。この一瞬で変われるのです。

本当にそうなのだろうか

あなたが考えていることについて、しばらく考えてみましょう。いま何を考えていますか。自分の考えが人生を形づくるとしたら、たったいまあなたが考えていたことが現実になってほしいと思いますか。心配、怒り、苦痛、恨み、恐れといった考えが自分に返ってくるとしたらどうでしょう。内面の思考はめまぐるしく変わるものですから、とらえるのはやさしくありません。しかし、いまからでも自分の言葉に注意を傾けることはできます。自分にとってマイナスになる言葉を使っていると気づいたのなら、途中で話すのをやめましょう。その文句を言い直すか、話すのをやめるのです。

食堂の列のなかに自分がいると想像してください。あるいは豪華なホテルのビュッフェにいるとしましょう。そこでは、料理の代わりにいろいろな考えを盛りつけます。好きなものをいくらでも選んでいいのです。こうして選んだ考えが、今後のあなたの経験をつくり出します。

さて、そうすると悩みや苦痛になる考えを選ぶのは馬鹿馬鹿しいですね。胸が悪くなるような食べものを選んで食べるようなものです。一度や二度は食べてしまうこともあるかもしれません。しかし身体に悪い食べものとわかれば、自然に避けるはずです。考えにも同じことが言えます。悩みや苦痛になる考えには近づかないようにしましょう。

私の恩師であるＲ・Ｃ・ベイカー博士は、「悩んでいるときは行動を起こさずに、まずそれが何であるかを知ることだよ」というのが口癖でした。

私たちの心が未来をつくり出しています。いま嫌なことがあるなら、心でその状態を変えていくようにしなければなりません。そうすれば、次の瞬間にそれを変えていくことができるのです。

学校で最初に学ぶ教科のテーマが「思考の働き」になることを切に願っています。戦争の起きた年を子供に教えるのがどうして重要なのか、私には理解できません。そんなことは精神的エネルギーを消耗するだけのような気がするのです。その代わりに、もっと重要な問題、たとえば心の働き、お金のやりくりのしかた、金融的保証に財産を投資する方法、親になるためにどうするか、人間関係をスムーズにする方法、自尊心や自己価値を創造し維持する方法について教えるべきです。

これまでの教科、課程に、それらを加えて教えるとしたら、どうなるか想像できますか。どのような現実となってあらわれるか考えてみてください。自分自身に満足している幸せな人々があらわれるでしょう。金銭的に申し分なく、お金を賢く運用して経済を潤すような人々があらわれるでしょう。誰とでもうまくつきあえて、親の役割に満足し、自分自身に満足する次世代の子供たちを生み出していくことでしょう。そうした世のなかになったとしても、もちろん人々は独創的に自己を表現できるのです。時間を無駄にせずに、さあ取り掛かりましょう。

限りのない人生
満たされ完成された世界
これからは過去の思い込みや欠点を信じない
私自身の見方を変えよう
宇宙は満たされ完成された存在
いまの私は満たされ完成されている
これからの私も満たされた完璧な存在だろう
これが私の生き方
すべての条件がそろっている
私の世界ではすべてがうまくいく

第五章　さあ何からはじめましょう

「自分のパターンを理解し、自分を変えていく」

前向きに生きる

前向きに生きようとするとき、生活が乱れるのが怖いという理由であきらめてしまう人が大勢います。ほかにも、自分や人生に腹を立てて、やはりあきらめてしまう人がいます。

あきらめるとは「自分は変わる見込みがない。無理だ。わかっているのにどうして努力しなければならないんだ」と決めつけてしまうことです。そして決まって、「いまのままでいればいい。少なくともこの苦しみをどうしたらいいかはわかっている。この状態は好きではないが慣れている。後はこれ以上悪くならないのを望むだけ」と続きます。

私にとって怒っている状態とは、怠け者のレッテルを張られて隅っこに座っていることとおなじです。何か別のことが起こると再び怒り出し、またほかのことで怒る、そのくり返しで、それ以上何をするわけでもありません。

怒っていて、いいことなんてあるのでしょうか。怒ってばかりいて時間を無駄にするのは愚かなことです。違う生き方があるのに、それから目を背《そむ》けています。

それよりも、どうして怒るのか自問自答するほうが役に立ちます。

不満を感じるのは、何を信じているからですか。あなたをいらつかせなければいけないと相手に思わせる何かを、あなたが外に出してはいませんか。我が道を行くには怒らなければならないとどうして思うのですか。

あなたが解き放ったものは、必ず返ってきます。怒りを表に出せば出すほど、怒る状況を自分でつくり出すことになっているのです。進歩のない怠け者のレッテルを貼られて部屋の隅に座っているのと同じことではありませんか。

この段落を読んで怒りを感じますか。もしそうなら、あなたの心に響くものがあったに違いありません。その気になれば変えられることです。

「変わりたい」を「変わる」にする

自分がどれくらい強情であるか知りたい方は、まずは変わりたいという考えから入っていきましょう。誰もがよりよい楽な生活をしたいと思っているのに、自分からなにかを変えようと思わず、まわりが変わってくれることを期待しています。でも、実際にまわりが変わるには、まず私たちの内部が変わらなければいけません。自分のものの考え方、話し方、表現のやり方を変えなければならないのです。まわりが変わるのは、私たち自身に変化があったときだけです。

次のステップにいきましょう。いままでは問題が何であるか、それがどこから生じたのかがかなりはっきりしてきました。さて、これからがその気になって変わるときです。

私はかなり強情です。いまでも、生き方を変えようとするときは頑固さが表に出て、考えを変える際に強く反発します。一時的ですが、ひとりよがりで怒りっぽく内向的になるのです。

前向きに生きることに取り組んで数年になりますが、いまだにこの性格とつきあっています。私の克服するべき課題のひとつです。でも、こうして頑固になり、反発する気持ちが出るのは、自分を変えるために避けて通れない重要なポイントに来ているからだと、いまではわかっています。生き方を変えようと決心するたびに、私は何かを手放して自分のもっと深い内部に進んでいきます。

新しい考えに変わるには、古い思い込みを崩していかなければなりません。簡単に崩せる考えもありますが、なかなか手ごわいものもあります。

変わりたいと思うのに、これまでの考えを執拗《しつよう》に守ろうとしてしまうことがあるでしょう。それだけその思い込みを手放すのが重要だということです。こうした経験を積み重ねていくやり方、それだけが、私があなたに教えることのできる唯一の方法です。

私個人の意見ですが、本当にいい先生が、何一つ不自由しない楽しい家庭で育つのは稀《まれ》だと思います。悩みや苦しみをたっぷりと味わい、古い思い込みを崩していってはじめて、過去のしがらみから人を助け出せるようになるのです。たいていの先生は、さらに多くの思い込みを取り去り、いままでよりももっと奥底にある、人間に限界をもたらす考えを取り去ろうと努力するでしょう。これは生涯を通じての仕事になります。

思い込みを取り去ろうとして、かつての私は腹を立てながら取り組んだものでした。でもそれは間違い。いま私は怒りません。内面の何かを変えればいいのですから、私は自分が悪い人間だとはもう思いません。

ハウスクリーニング

現在、心の問題に取り組んでいますが、これは家を掃除するのと同じです。心の部屋をきれいにしていき、そのなかにある考えや思い込みを見ていきます。いとおしいものはピカピカに磨いて、もっと使いやすくします。配置換えや修理の必要なものもありますから、家じゅうを歩きまわってできるだけのことをします。昨日の新聞、古雑誌、流行遅れの洋服のようなものは無用の長物ですから、誰かにあげるか処分するかして、永久におさらばしましょう。

いらないものを手放すからといって、怒ったり、自分が悪い人間だと思わなくともいいのです。

エクササイズ――私は変わりたい

「私は変わりたい」と、ポジティブに考え、くり返して言うようにしましょう。「私は変わりたい」といいながら喉《のど》を触ってみてください。喉は身体のエネルギーが集まり、変化が起きるところです。喉を触っていると、自分が変わっていくのがわかります。

あなたの生活に変化があらわれたときは、喜んで受け入れてください。あなたが変わりたくないと思っているところが一番変わる必要がある場所ですから、そのつもりでまた声に出してみましょう。「私は変わりたい」と。

宇宙をつかさどる智の神は、いつでもあなたの考えや言葉に応えます。あなたが言葉にあらわすたびに、まわりは確実に変わっていきます。

他にも方法はいろいろある

ポジティブに生きる方法は他にもいろいろあって、それぞれにかなりの成果があがると思います。本書の最後にリストをあげていますので、あなたの精神の向上の参考になれば幸いです。

ここでそのなかから少し取りあげましょう。方法としては、魂から取り組む、精神から取り組む、肉体から取り組むといった三通りのやり方があります。総合治療（ホリスティック・ヒーリング）

というのは、身体と精神と魂のすべてを含んだ治療のことです。最終的にこの三つをカバーするのなら、どれからはじめてもかまいません。精神からはじめる人は、ワークショップやセラピーに参加します。魂からはじめる人は、瞑想や祈りから入ります。

心の家を掃除するときは、どの部屋から片づけはじめてもかまわないということですね。あなたの興味をそそる部屋からはじめてください。そうすればほかの部屋も自然に整理されていきます。

ジャンクフードを好む人が魂の治療から取り組んだとしましょう。取り組んでいるうちに、自分が栄養学について興味を引かれていくと気づくでしょう。彼は友人や書物や、あるいは講習を受けることで、体内に摂取していた食物が感情や容姿に多大な影響を与えていると知るのです。向上したい気持ちさえあれば、一つの事柄から次のレベルへとたえまなくレベルアップしていけます。

私は栄養上のアドバイスをほとんどしません。すべての治療法が万人に効くとは限らないからです。地元に総合医療関係の、腕のいい開業医で組織されたネットワークがありますから、栄養上の知識が必要であればこうした専門医を紹介します。栄養に関しては、自分で治療法を求めていくか、専門医に診てもらわなくてはなりません。

栄養に関する書物の多くは、著者自らが病み、そこから自分の身体を治した治療法を著しています。それを読者に向けて発信するわけです。しかし、人間は一人ひとり違うものだと理解しなければなりません。

たとえば、穀物や野菜を主体とするマクロビオティック（長寿法）と自然生食法の二つの方法を見てみましょう。この二つはまったく取り組み方が違います。生食派は食物に火を通しませんし、パンや穀類を口にすることはほとんどありません。そして、一食のなかで果物と野菜の両方を一度に食べないようにかなりの注意を払います。食塩も絶対に使いません。逆にマクロビオティック派は、ほとんどの食物を調理し、食物の組みあわせ方が独特で、大量の食塩を用います。どちらの食事療法も効果があり、身体を治す力がありますが、どちらも万能ではなく、誰にでも同じように効くとは限りません。

私の食事療法はいたって簡単です。育つものは食べ、育たないものは食べないのです。食べることに関心を持ってください。考えに注意を払うのと同じです。普段とは違う食べ方をしたときに、身体や身体から発せられる信号に気づくように訓練することもできます。

心のなかで消極的に考える癖がついている人が心の家を掃除するのは、ジャンクフードを好きなだけ食べていた人が優れた栄養プログラムを行うのと少し似ています。どちらにも好転反応が起こります。

食事を変えるようになると、体内に蓄積して残っていた毒性を体が外に出すようになります。そうすると、一日ないし二日ほど、身体の調子が悪い気がします。それと同様に、内心の思考パターンを変えようと決めたとき、しばらくのあいだ、環境が悪くなったような気がするでしょう。

感謝祭の晩餐《ばんさん》が終わったときのことを思い出してください。料理はなくなり、七面鳥を焼いた金属皿を洗うときがきました。全体が焦げてかさぶたのようになっていますから、湯と洗剤を入れてしばらく浸《つ》けておきます。このときこそ、こんなに汚れたものを見たことがないと思うほど汚れが目立つでしょう。でも、ごしごしこすって洗い落とせば、金属皿は新品同様になります。

これは、乾燥してかさぶたのようになった心の癖を根こそぎきれいにするのと同じです。新しい考えによって洗い落としてしまえば、汚れがすべて浮き上がってきます。さらに続けていけば、昔の思い込みがなくなるのも間近です。

エクササイズ――変わりたい

さて、私たちは変わろうとしています。自分に適した方法なら何でも用いましょう。ここでは、私自身や他の人に用いた方法をご紹介します。

最初に、鏡を見ながら「私は変わりたい」とあなた自身に言い聞かせてください。どう感じますか。ためらいがありますか。抵抗する気持ち、それとも、ただ変わりたくないと感じるのでしょうか。そう思うのはなぜでしょうか。あなたがすがっている思い込みは何ですか。どうか、あなた自身を叱らないでください。その思い込みが何であるかに気づけばいいのです。きっとその思い込みのために、あなたは悩み苦しんでいるのでしょう。それはどこからきたのでしょう。

あなたにはわかりますか。

いずれにせよ、これからはその思い込みを何とかしなければなりません。もう一度鏡を見て、自分の目の奥をじっと見つめ、喉に手をあてて、大声で「反発を捨てる」と、十回くり返しましょう。

鏡の作用は偉大です。子供の頃は、目のなかをじっと見つめられたり、咎《とが》めるようなしぐさから、自分にとってマイナスになる教訓を受けました。だから、いま鏡を見ると自分を非難する言葉でいっぱいになる人がほとんどです。自分で、自分の容姿や他のことを非難するのです。私は、自分の目を直視し、「自分を前向きにとらえる」と宣言することが、前向きの結果を生む一番の早道だと思います。

限りのない人生
満たされ完成された世界
過去の思い込みを見るときは穏やかに客観的に
私は変わりたいと思っている
教え学び、私は変わりたい
これも楽しみながらやっていこう
まるで宝物を見つけたように振る舞ってしまうのは
解放するものを見つけたとき
少しずつ変化していく自分が感じられる
もう考えに左右されることもない
私の世界では私が統率者
私は自由を選び、すべてがうまくいく

第六章　反　発

「絶えず変化する人生のリズムに身をゆだねる」

まず気づくことが、変わるためのヒーリング第一段階

心の奥底に何らかのマイナス思考が埋もれているとき、その状態を何とかするためには自覚がなければなりません。おそらく、その状態について語ったり、不平をこぼしたり、あるいは他人のなかに同じ状態を見出したりするでしょう。つまり、私たちが気づくように何らかの形で表面化します。そして、その状態とのつきあいがはじまるのです。よい教師、友人、授業、ワークショップ、書物に引かれて、問題を解決するための新しいアプローチに目覚めていきます。

私の場合、ある友人が集会について何気なく教えてくれたのが自覚するきっかけになりました。その集会に友人は参加しませんでしたが、私はなんとなく気になったので出席しました。小さな集会でしたが、それが心を開いていく道の第一段階となりました。しかし、その重要性がわかったの

は、かなり後になってからです。

この第一段階では、そのようなアプローチは馬鹿馬鹿しいとか非常識だといった受け止め方をされることが多いはずです。おそらく、問題に対してあまりにも単純な方法に見えたり、受け入れがたい考え方だからでしょう。要するに、やりたくないのです。反発する力が非常に強く、やると思っただけでも腹立たしくなるのです。

この反応は、ヒーリングへの第一段階だと理解すればいいでしょう。

自分を前向きに変えていく過程で何かに反応するのは、すでに浄化している証拠、と私は解釈します。もっと突き詰めると、変わろうと思ったときがヒーリングのはじまりなのです。

短気も反発のあらわれです。学んだり自分を高めることへの反発です。いますぐにでも短気を起こすのをやめれば、自分で起こした問題に素直に取り組めます。

たとえば、他の部屋へ移りたいと思えば、椅子《いす》から立ち上がって一歩一歩その方向に向かわなければなりません。椅子に座ったまま他の部屋にいたいと望んでも無理な話です。それと同じで、あなたは、問題は解決したいと思うのに、解決につながる些細《ささい》なこともしたがらないのです。

いまこそ、自分のせいでそのような事態、状態になったと認めましょう。別にあなたが罪深いとか悪い人間だと言っているのではありません。あなたの「内心の力」、つまりあらゆる思考を経験に変える力に気づいてほしいのです。以前は、経験したくないことでもこの力によって無意識につくり出していましたね。自分のしていることに気づいていなかったのです。いまは、自分の思考に責任があることがわかりましたから、この力を自分のプラスにすることを意識してその扱い方を学びましょう。

相談者にどう取り組んでいくかをアドバイスするとき、問題に対しての新しい取り組み方や、問題の人物の許し方などを示すのですが、そうすると相手は歯を食いしばり、顎《あご》を突き上げて腕組みをします。拳《こぶし》を握りしめていることもあります。反発する気持ちが表に出ているのです。私はそのとき、その人の悩みの根源に突き当たったことがわかります。

私たちには学ぶべきことがあります。私たちにとっての難題とは、自分たちで選んだ取り組みにすぎません。簡単にこなせることなら、それは取り組みではなくただの知識です。

自覚することから学べる

あなたにとって途方もなく困難なことを考えてみてください。その困難を克服しようとするときに反発するでしょうか。もしそのような困難があれば、いまあなたは最大の取り組みを目の前にしているのです。成り行きに任せて反発せずに必要なことを学べる状態を自分でつくると、次への段階はさらに楽になるでしょう。反発の精神をしっかりと掴《つか》んで、前向きに変わるようにしてください。この場合、二つのレベルで取り組めます。一つは反発する自分をよく見る、もう一つは精神の向上に励む、です。まずは自分自身をよく観察して、反発のしかたを見てみましょう。それからとにかく先に進んでください。

動作による反発

動作によって反発を示すことがよくあります。たとえば、

・話題を変える。
・部屋を出て行く。
・お手洗いに立つ。
・遅刻する。
・気分が悪くなる。
・ほかのことに手を出して先に延ばす。
・仕事を忙しくして先に延ばす。
・時間をつぶして先に延ばす。
・目をそらす、あるいは窓の外を見る。
・雑誌をペラペラめくる。
・こちらを見ようとしない。

・ひたすら食べたり飲んだりたばこを吸ったりする。
・人とつきあったり、つきあわなくなったりする。
・車、電気用品、配管など、ものを壊す。

決め込み

自分の反発を正当化するために他人のことをあれこれ考えます。たとえば、こういう言い方をしないでしょうか。

・いずれにしてもよくはならない。
・夫（妻）は理解してくれないだろう。
・私の全人格を変えなければならなくなる。
・カウンセラーにかかるのは頭のおかしい人だけ。
・カウンセラーには私の悩みを解決できない。
・カウンセラーでは私の怒りを鎮《しず》められない。
・私のケースは他の人とは違う。
・他の人の邪魔をしたくない。
・別に何もしなくてもどうにかなるさ。

・他の人は誰もそんなことやってない。

思い込み

私たちが信じてきたことのなかには、精神の向上の妨《さまた》げになる思い込みがあります。いくつかあげてみましょう。

・まだ終わっていない。
・ただ私に合わないだけなんだ。
・それは私の信条に反する。
・信心深い人は怒らないものだ。
・男の子（女の子）のすることではない。
・私の家族はそんなことをしたことがない。
・私は愛とは無縁な人間。
・やり遂げるには遠すぎる。
・仕事が山ほどある。
・お金がかかりすぎる。
・時間がかかりすぎる。

・そんなこと信じない。
・私はそんな人間ではない。

責任転嫁

内なる力を他に与えてしまい、精神の向上を妨げる言い訳に用いています。たとえばこういう考えです。

・神は認めてくださらない。
・運が向いてOKサインが出るのを待っているんだ。
・環境がいけないと思う。
・あの人たちが私の向上の邪魔をしている。
・先生／書物／クラス／道具がよくない。
・医師にやらないほうがいいと言われている。
・仕事で休みが取れない。
・人を羨《うらや》ましがるのはいやだから。
・すべて相手が悪い。
・まず相手が変わるべきなんだ。

・欲しいものが手に入れば、そうしようと思う。
・自分以外にはわかるはずがない。
・他の人を傷つけたくない。
・私の受けた教育や宗教、人生観に反する。

自己イメージ

自分自身の思い込みのなかにも精神の向上を妨げる考えがあります。
・自分は年寄りだ。
・自分は幼い。
・太りすぎている。
・細すぎる。
・背が低すぎる。
・背が高すぎる。
・怠けすぎだ。
・頑固すぎる。
・意志が弱すぎる。

・頭が悪いから。
・悪知恵ばかり働く。
・貧しすぎる。
・あまりにも役立たずだ。
・自分はとんでもなく軽薄だ。
・くそまじめ。
・なんでも考えすぎる。
こうして見るとうんざりしてきますね。

先延ばし心理

やらなければならないことを後回しにするのも反発のひとつです。よく使われる言い訳をあげましょう。

・後からやる。
・いますぐには考えられない。
・いまは時間がないから後で。
・時間がかかって仕事に差し障《さわ》るから。

・それはとてもとてもよい考えだね、いつかそうしよう。
・他にもたくさんやることがあるから。
・考えてみる。
・これが終わったらするよ。
・この旅行から帰ったらすぐにでもやるから。
・いまはまだやる気になれない。
・もう遅い、あるいは早すぎる。

拒否

自分を高めるうえで必要なことを拒むという形での反発です。
・私には悪いところなんてない。
・この問題について私にできることはない。
・前回やったときはこれでよかったはずだ。
・変わることがいいことであるはずがない。
・無視していれば、自然に問題がなくなってくれるかも。

恐れ

反発の大部分を占めているのが恐れです。得体の知れない何かに脅《おび》えるのです。例を見てみましょう。

・まだ用意ができていない。
・失敗するかもしれない。
・拒まれるかもしれない。
・そんなことをしたら、近所の人がなんて思うだろう。
・夫／妻に言うのが怖い。
・自分が傷つくかもしれない。
・変わらなければいけないのかもしれないが……。
・お金がかかるかもしれない。
・死ぬか離婚するか、どちらかしかないんだ。
・悩んでいることを誰にも知られたくない。
・感情を外に出したくない。
・そのことに触れたくない。
・元気が出ない。

・私が限界だって誰にわかるの。
・自由を失うかもしれない。
・難しすぎる。
・いま懐《ふところ》が寂しいんだ。
・心が傷つくのはいやだ。
・私は完全ではない。
・友人を失うかもしれない。
・誰も信用できない。
・私のイメージを傷つけたくない。
・自分は役立たずだから。

このリストはこれからも増えていきます。あなたの反発のしかたに思いあたるものがありますか。もう一度リストを見て探してみましょう。

ある女性は、激痛に悩まされているということで私のところへやってきました。三度の交通事故で、背骨と頚《けい》骨と膝《ひざ》の骨を折ったのです。カウンセリングの当日、彼女は道に迷って渋滞に巻き込まれたため、遅刻してきました。

彼女は、自分の悩みを洗いざらい打ち明けるぶんには何の抵抗もなかったのですが、私が「しばらくのあいだ私にしゃべらせてください」と言ったとたんに、いろいろな形で動揺があらわれました。彼女のコンタクトレンズは急に目に合わなくなり、そわそわと他の椅子に座りたがり、頻繁にお手洗いに立ちました。最終的にコンタクトレンズを外すまでそれは続き、結局、残りの時間内に彼女を集中させることはできませんでした。

その行動すべてが反発だったのです。マイナス思考を手放す治療は彼女にとって時期尚早《しょうそう》でした。後になって、彼女の姉も背骨を二度骨折しており、母親も骨を折ったことがあると知りました。

ある男性の相談者は、演技とパントマイムと大道芸が得意でした。人を、とりわけ慈善団体をだますのが上手だと自慢していました。たいていのことはだまして通していたようですが、その代償はひどいものでした。いつもお金に困っていて、少なくとも家賃を一ヵ月は滞納し、電話もろくに通じていないのです。服装はうす汚く、定職につかず、身体中に痛みがあり、愛のある性生活とは無縁でした。

彼の理屈によれば、彼は何か自分の人生にいいことが起こらない限り、人をだまし続けるというのです。しかし、彼が解き放ったものからいいことなど舞い込んでこないのは明らかです。幸せを呼び込もうと思うなら、まず人をだますことをやめなければなりません。

身体にしみついた習慣を解放できていないことに、彼の反発があらわれていました。

友人に強要しない

自分の向上に取り組んでいると、友人の誰かを変えなければならないと思い込むことがあります。これもまた反発のあらわれです。

私がこの仕事に取り掛かってまもない頃、入院している友人全員に会って欲しいという女性の相談者がいました。お見舞いの花束の代わりに私を差し向け、友人の悩みを解決してほしいというのです。私はテープレコーダーを片手に下げて行きましたが、ベッドの上の病人は私がなぜ訪れたのか、何をしているのかもわかりませんでした。私はこのときはじめて、本人が望んでいなければ絶対にアドバイスしてはならないことを知りました。

友人がカウンセリングをプレゼントしてくれたから、と言って私のところにやってくる人もいます。こういう場合、うまくいったためしはありませんし、再び受けにくる人は非常に稀です。

何かうまくいくと、それを他の人とも分かちあいたいと思うのが普通です。ところが、そのときやその場所がその人にとって適当であるとは限らないものです。自分が変わりたいと願っていても難しいのですから、望んでもいない人に強要しても不可能ですし、友人関係も悪くしてしまいます。相談者は自分の意思で私の元にやってくるので徹底的に診ますが、それを私が友人に強要することはありません。

鏡を用いて

鏡は私たちの感情を映し出します。楽しく満ち足りた生活を送るにはどの部分を変えたらいいのか、はっきりと示してくれます。

集団で治療する際は、鏡が手元にくるたびに、自分の目をじっと見つめて何か前向きなことを言うように指導しています。最も効果的な方法は、鏡を見つめながら声に出して言うことです。反発に気づくのが早いほど早く先に進めます。本書を読むときにも鏡を持っているといいでしょう。ポジティブなことを言うときに使いましょう。また、何に反発しているのか、何に対してオープンで言葉がすらすら出てくるかをチェックしてください。

では、鏡の自分に向かって「私は変わりたい」と言ってください。

どう感じますか。ためらい、抵抗、変わりたくないと反発する気持ちがありますか。その理由を問いただしてみましょう。あなたの思い込みは何でしょう。いまは自分を叱《しか》りつけるときではありませんから、どういったことが起こるのか、どのような考えが表にあらわれるのかに気をつけてください。その考えこそが、あなたをひどく悩ませていた原因なのです。それがどこからきたのかわかりますか。

口にした言葉が正しくないように思われたり、何も起こりそうにないとき、「言葉にしたって何にもならないじゃないの」と言ってしまうのは簡単です。ポジティブな言葉の効果があらわれないのは、その前にクリアしなければならない段階があるからです。

パターンのくり返しは願望のあらわれ

　私たちに習慣があるのも、同じような経験をくり返すのも、あるパターンを反復するのも、それらを求める気持ちがあるからです。この願望は私たちの考えに対応します。求めなければかかわりを持つこともありません。肥満、貧しい人間関係、失敗、たばこ、怒り、貧困、虐待、その他、抱えている問題が何であれ、私たちのなかにそれを求める何かがあるのです。

「もう絶対にやめよう」と、どれくらいくり返して言ってきたでしょうか。それなのに、一日が終わるまでにケーキを食べ、たばこを吸い、愛する者に憎まれ口をたたいたりするのです。それから問題と言う問題を集めてきて、腹立たしい口調で、「自分には意志の力や自制心がまったくない。くだらないやつだ」と言うのです。罪悪感の上にさらにまた重荷を背負い込んでいます。

意志の力や自制心と悩みは関係ない

　このとき、人生から手放そうと努力しているもの――肥満やたばこやその他――は、表面的な結果や症状にすぎません。その症状を取り除こうとするなら、元から絶たなければどうにもなりません。意志の力や自制心で一時的に抑《おさ》えられても、意思が弱まれば再び症状があらわれてしまいます。

求める気持ちをなくしたい

「あなたのなかにこの状態を求める気持ちがあるのです。求めなければそうはならないはずです。一歩下がって、まず求める気持ちをなくしたいと思うことからはじめましょう。求めなくなれば、たばこや食べすぎやマイナスのパターンを望むこともないでしょう」と、私はいつも相談者に言います。

最初に、「反発、頭痛、便秘、太りすぎ、お金がないことなどを求める気持ちをなくしたい」という言い方があります。「私は○○を求める気持ちをなくしたい」と言ってください。このときに反発を覚えるようなら、他に何を言っても効きません。

自分のまわりにつくってしまった、込み入った状態をほぐす必要があります。糸の玉をほどいたことがあるのならおわかりでしょう、グイグイ力任せに引っ張ってもかえってこんがらがるばかりです。結び目をほどくには、優しく辛抱強く行わなければなりません。あなたの心の結び目をほどくときも、優しく辛抱強くあってください。必要なときは助けを求め、とりわけ自分を慈しみながら行ってください。過去を手放したいと思う気持ちが解決の鍵となります。

「問題を求めている」場合、特定の思考パターンに見あった何らかの表面化した結果、経験を私たちは「必要」としているのです。表にあらわれる結果は、内面の思考パターンが自然にあらわれたものです。ですから、表にあらわれる結果や症状と闘うのは無駄な労力であり、かえって問題を大きくすることも多いのです。

「自分はくだらない人間だ」と言う思い込みは優柔不断を招く

「私はくだらない、価値のない人間だ」という思いに馴《な》れ親しんでいると、まわりにはあなたが優柔不断に映るでしょう。そのハッキリしない態度が、行きたいという場所にも行かせまいとするのです。優柔不断な人はたいてい、自分の行為を責めるのに多くの時間と労力を費やします。自称怠け者のあなたは、まわりから「悪い人間」と呼ばれている気がするのではありませんか。

他人の幸福を妬《ねた》む

注目を浴びるのが好きで、いつも講習に遅れてきては騒動を起こす人がいました。その人には十七人の兄弟姉妹がおり、いつもあと回しにされ、自分が欲しくても得られないものをまわりのみんなが持っているという経験をしてきたのでした。いまでも彼は、他の人が幸福であっても一緒に喜んだりしません。その代わり「おれも欲しいな」とか、「何でおれのものにならないんだ」と言います。

彼の他人の幸福を妬《ねた》む気持ちが、自分の成長と向上への壁になっていたのです。

自分に自信を持てば多くの扉が開ける

相談者のなかに七十九歳の老婦人がいました。声楽を教え、生徒のなかにはテレビＣＭの製作に携わっている人もいるほどでした。彼女自身も製作をしたかったのですが、躊躇《ちゅうちょ》していました。私は熱心に応援し、「あなたのような人は二人といないのですよ。ありのままのあなたを出せばいいのですよ」と説き、「楽しんでごらんなさい。あなたの手を借りたいと待ち望んでいる人がいますよ。あなたがいることを知らせてあげましょう」と勧めました。

その老婦人は広告代理店数社とディレクター数名に電話をかけ、「私は高齢ですが、ＣＭ製作がしたいのです」と言ったそうです。しばらくして彼女は仕事をもらい、それ以来ずっとその仕事を続けています。テレビや雑誌で彼女をよく見かけるようになりました。新しいキャリアは何歳からでもはじめられます。とりわけ自分が楽しんでやれるのならなおさらです。

自己批判は必ず失敗する

自分で自分を批判するのは、ますます優柔不断になり、怠けるようになるだけです。精神のエネルギーを注ぎ込むのは、古い思考パターンを手放して新しいものを創造するところです。次の文章を声を出して読み上げてみましょう。

「自分を卑下しないようにしよう。私はこの世で最も価値がある。いまはそのことを素直に受け取ろう」

「こう言い続けていると、優柔不断な自分がだんだん消えていく」

「自信を持とう、自分のよさを心のなかに閉じ込めておかないように」

　こうした考えがマイナスに働いたりすると思いますか。結果としてどのようにあらわれてくるでしょうか。内心の思い込みをそのままにして、どうしようもないことに時間と労力を費やすのは無駄なだけです。まずは考え方を変えることです。

　何に取り組んでいても、どんな問題について話し合っているにしても、すべては自分の考えに関わってきます。そして、考え方はいつでも変えられるのです。

　ある状態を変えたいときは、言葉に出す必要があります。

「私は、この状態をつくり出している自分の思考パターンを手放したい」

　病気や悩みについて思うたびに、くり返しくり返しこの言葉を声に出すといいでしょう。その瞬間、あなたは犠牲者の立場から着実に抜け出すのです。あなたはもはや無能ではなく、自分の力を認めています。あなたは「私自身でこれをつくり出してきたんだ。私は変える力を取り戻した。古い考えは捨ててしまおう」と言えるようになっています。

自己批判とは

ある女性は自分のマイナス思考に我慢できなくなると、バター三五〇グラムに加えて、手当たりしだい何でも食べてしまいます。そして翌日、重くなった身体に対して怒りをぶつけます。彼女は少女の頃、夕食時にテーブルを回って家族の残りものを平らげ、バターの残りもすべて食べていました。家族は笑いながら、それを可愛い行為だと思ったようです。家族のなかで彼女に許された唯一の行為がそれでした。

自分を叱ったり非難したり、「たたきのめす」とき、あなたをそうさせるのは誰だと思いますか。だいたい、マイナス思考やプラス思考のプログラムが組み立てられて取り入れられるのは、私たちが三歳の頃です。それ以降に経験したことは、三歳の頃に私たちが受け入れた自分自身や生活に基づいています。幼少の頃にどう扱われたかがあなたの礎《いしずえ》になっています。あなたが腹を立てている人物は、実はあなたの内にいる三歳児なのです。

たとえば、臆病な自分に腹を立ててしまう人は、自分が三歳の子供だと思ってごらんなさい。あなたの目の前に脅《おび》えた子供がいたとしたらどうしますか。その子に怒りますか、それとも手を差し伸べて、その子が安心するようにしますか。あなたのまわりにいた大人は、子供のあなたを安心させる方法を知らなかったのかもしれません。さて、いまあなたは大人ですが、あなたの内にいる幼児を安心させられないとしたら、実に悲しいことです。

過去は過去、いまでは終わったことです。いまは現在ですから、あなたの望むように自分を扱ういい機会です。脅えている子供に必要なのは安心感であり、叱《しか》られることではありません。自分を叱りつけるのは、ただ恐怖が増すだけで何の解決にもなりません。心のなかの子供が不安を感じるようなら、さらに多くの問題をつくり出してしまいます。小さい頃、馬鹿にされるとどんな思いだったか思い出してください。心のなかにいる子供も同じように感じています。

あなた自身に優しくあってください。自分を慈しみ受け入れてください。心の子供が可能性を最大限に引き出すためにそれが必要なのです。

限りのない人生
満たされ完成された世界
内心の反発は手放すもの
私を押さえつけられない
私の世界では私が統率者なのだから
人生の成り行きに身を委《ゆだ》ね
変わりゆく自分を受け入れる
最善を尽くせば、日に日に楽になる
絶え間なく変化する人生の
リズムと流れを楽しもう
今日はすばらしい一日
私がそうしたのだから
私の世界ではすべてがうまくいく

第七章　前向きに変わる方法

「楽しく安心して橋を渡る」

私はハウツーものが好きです。この世のどんな理論でも、その応用のしかたを知らなければ無用の長物だからです。私はいつでも、実際にどう利用するかを考えています。すばらしい方法とは、それが実際に利用できることに意味があります。

では、この章では以下のことに取り組んでみましょう。

・手放したいという気持ちを育てる。
・精神のコントロール。
・自分と他人を許すことが解放につながることを学ぶ。

求める気持ちをなくす

ある思考パターンを手放すとき、しばらくのあいだあらゆる状況がますます悪くなったように思えることが時々あります。これは悪いことではありません。その状態が変わりはじめたことを示しているのです。つまり、前向きに考えていたことが現実になってきたのですから、続けていかなければなりません。

例をあげましょう。

・お金を貯めようとがんばっているのに財布を落とす。
・人間関係をよくしようと努めているのに喧嘩をする。
・健康を取り戻そうとしている矢先に風邪を引く。
・創造的な才能を実現しているのに仕事をクビになる。

ときたま、問題が思わぬ方向に移ってしまうことによって、さらに理解を深めたりすることがあるでしょう。たとえば、あなたがたばこをやめようとしているとします。あなたは、「たばこを『求める』気持ちをなくしたい」と言いますが、続けていくと人間関係が気まずくなっていくのに気づきます。

でも落ち込まないでください。心の浄化が進んでいる証拠なのですから。

次のように自問自答するかもしれませんね。「自分はこの気まずい人間関係を断ち切りたいのだろうか。たばこの煙という幕があったために、こんな関係に気がつかなかったのか。どうして自分はこんな人とつきあっているのだろう」

ここでやっとあなたは、たばこが一症状にすぎず、根本的な原因でないことに気づきます。これからあなたは洞察力を養い、理解を深め、自分を解放していきます。

「気まずい関係を『求める』気持ちをなくしたい」と、あなたは言いはじめます。

そうすると、気まずいのは他人がいつも自分を批判しているように見えるからだと気づくでしょう。経験というものが自らの創造力だとわかっているあなたは、今度は「批判を求める気持ちをなくしたい」と言葉を変えるでしょう。

次に、批判について考え、自分が子供の頃に多くの批判を受けたことに気づくのです。あなたの心のなかの幼児は、批判されることで「安心」します。こうした原因を隠す方法として、「煙の幕」がつくられるようになったのです。

次の段階は、「〜を許したい」とはっきりと言うことだとおわかりでしょう。

このようにポジティブな言葉を言い続けていけば、たばこに興味を失い、あなたに関わる人々はあなたを批判しなくなります。そして、批判を求める気持ちをようやく手放したことをあなたは知るのです。

求める気持ちを手放すようになるまでは、しばらく時間がかかるのが普通です。穏やかで忍耐強く、毎日プロセスの変化を省みる平静な時間を持つように心がければ、答えを得られるでしょう。あなたの内なる智の神は、この全宇宙を創造した智の神と同じです。内なる神の導きを信じれば、あなたが必要なことは何でも示されます。

エクササイズ——求める気持ちをなくす

ワークショップ形式ではペアをつくって行ってもらいますが、一人で鏡（できれば大きいほうがよい）を使ってもできます。

まず、あなたが変えたいと思うことをしばらく考えてみましょう。鏡に向かい、自分の目を見つめて大声で言います。「（この状況）をつくり出したのは自分だということに気づいた。（原因になった思考パターン）を意識のなかから取り除きたい」と、心をこめて数回くり返してください。カッコ内には具体的な事例を入れましょう。

ともに行う相手がいる場合、あなたが本当にそう思っているかどうか相手に判断してもらいます。あなたに相手を納得させてほしいのです。

ひとりで行っている場合は、鏡のなかの自分に向かって本当にそう思っているのか尋ねてください。鏡のなかの自分を納得させましょう。あなたは過去のしがらみから抜け出す用意ができています。

このやり方を怖がる人は大勢います。どのように手放していけばいいかわからないからです。すべての答えがわかるまで怖くてできないのです。しかし、これは反発にすぎません。気にせずに先に進みましょう。

どのように手放すか、その方法を知らなくてもいいのです。必要なのはそうしたいと思う気持ちです。やり方は、宇宙を司る智の神、あるいはあなたの潜在意識にまかせましょう。そうすれば、あなたの考えや言葉のすべてに返答が得られ、その瞬間に力を発揮できます。その瞬間に考えていることや前向きの言葉があなたの未来を創造します。

精神はあなたの道具

あなたはあなたの精神よりも優れています。精神がすべてを切り回していると思うかもしれませんが、それはあなたが精神にそう考えるように仕向けたからにすぎません。この道具を放っておくのも再訓練するのもあなた次第です。

精神は、思うがままに使える道具です。精神の扱いで心の癖がつきますが、どんな心の癖でも、直したいと思っていたり、直せることとさえ知っていれば変えられます。

しばらくのあいだ、精神のおしゃべりを鎮めて、次のことを深く考えてください。

「精神は道具であり、自分の意思で思うがままに利用できる」

自分の「意思で」という考えは、あなたのこれからの経験をつくります。「心の癖や考えを改めるなんてとてもできない」と思えば、あなたの選んだその考えが現実となるでしょう。「私にとっては変えたほうが楽になっていくみたい」と思えば、その考えが現実となるでしょう。

精神をコントロールする

あなたの内面には、たえず思考や言葉に応じる驚くべき能力と知恵があります。意識的に考えを選ぶことによって精神のコントロールを行えるようになれば、あなたはその能力と固く結ばれます。

精神があなたをコントロールしていると考えるのはやめましょう。あなたが精神をコントロールしているのです。あなたが精神を利用し、いままでの考え方を改めていくことができるのです。

過去に抱いていた考えが蘇り、「変えられない」と思うなら、精神をコントロールしなさい。「いまは変えたほうが自分が楽になっていくと思う」と、精神に言いきかせるのです。この精神との会話は、あなたが精神をコントロールし、あなたの言った通りに物事が運ぶことを精神のほうが認識するまで、何度もくり返さなければならないでしょう。

あなたがコントロールするのはいま考えていることだけ

これまでの考え方はあなたのもとを去りました。過去に考えていたことはいまさらどうにもなりませんが、その考えに基づく経験からは抜け出せます。これからの考えはまだ形づくられていませんし、どうなっていくのか先のことはわかりません。あなたはいま考えていることだけを完全にコントロールするのです。

子供を例に取りましょう。その子供は好きなだけ起きていられたとします。さて、その子に毎晩八時に寝てもらおうとあなたは決めます。最初の晩はどうなるか、想像がつきますか。

その子供は新しい規則に反抗してブーブー文句を言って、起きていられるためなら何でもするでしょう。ここで手綱《たづな》を緩《ゆる》めると、子供が勝利を勝ち取ることになり、逆に一生あなたをコントロールしようとするでしょう。

しかし、あなたが冷静に、決めたことを曲げずに、これからは八時が寝る時間だと辛抱強く言い続ければ、子供は徐々に反抗しなくなるでしょう。三日も経てば新しい習慣に慣れます。

あなたの精神もこれと同じです。最初に反抗するのは当然です。再訓練などされたくないのですから。しかしあなたはコントロールする立場にあります。新しい考えに集中する確固たる志があれば、短期間のあいだにその考えを受け入れているでしょう。自分の考えの奴隷にならず、自分が精神の主人であることに気づくはずです。

エクササイズ――手放す

この箇所を読むときは、深呼吸して身体から緊張を取り去りましょう。頭皮、額、顔をリラックスさせます。読んでいるからといって頭を緊張させることはありません。舌、のど、肩の力を抜きましょう。腕や手をリラックスさせても本は持てますね。さあ、はじめてください。背中、お腹、骨盤の力を抜きましょう。足をリラックスさせるときは静かに息をしましょう。

さて、ここまで行ってあなたの身体に大きな変化が見られますか。この状態をどのくらい続けられるかチェックしてください。あなたの身体がリラックスすると、あなたの精神もリラックスします。

このくつろいだ状態で自分に向かって言ってください。「私は手放したい。私は取り去る。手放す。緊張をすべて捨て、恐怖をすべて消し去る。怒りをすべて取り除く。罪悪感をすべてなくす。悲しみのすべてを捨て去る。いままでの思い込みをすべて手放す。私は手放し、落ち着いている。自分自身に安らぎを感じる。人生の成り行きに身を委《ゆだ》ねている。私は守られている」

この訓練を二、三回くり返し行ってください。手放すときの安心感を味わってください。手放せないという考えが頭をもたげたら、できるまでくり返して行いましょう。この習慣が身につくまでには少し練習が必要です。まず心が安らかになれば、前向きに発言したことが簡単に効果をあらわすようになります。あなたは開放的になり、受け入れる態勢が整います。もがいたりストレスを感じたり緊張することもないはずです。要はリラックスして前向きに考えることです。そう、簡単なことなのです。

肉体から取り去る

経験や感情は身体のなかに鬱積《うっせき》していますから、時々はそれを肉体から取り去ることも必要です。窓を全部閉めて車のなかで叫ぶのも、言葉で不満を言いあらわせないときはとても効果的です。鬱《うっ》憤《ぷん》晴らしにベッドを叩いたり枕を蹴《け》ったりするのは、テニスをしたりランニングをするのと同様にストレスを解消できます。

少し前のことですが、一、二日ほど肩が痛かったことがありました。気にしないでおこうと思ったのですが、ちっとも痛みが取れないので、椅子《いす》に座り自分に問いかけました。

「私の肩はどうしたのかしら、この感覚は何？」

「まるで焼けるようだわ。焼ける、焼ける……つまり怒りね。私は何を怒っているの？」

何を怒っているのか思いつかなかったので、私は「それなら見つけ出してやろうじゃないの」と決めました。大きな枕をベッドの上に置き、力をこめて叩きました。

十二回ほど打った後でしょうか、私の怒りが何であるかはっきりとわかりました。言葉にできなくても火を見るより明らかでした。私はそれまで以上に枕を強く叩き、ドシンドシンと音をたて、身体から怒りの感情を取り去りました。叩くのをやめたときにはずっと気分がよくなっていて、翌日には肩の痛みも取れていました。

過去のしがらみ

多くの人が私のところに来ては、いまを楽しめないと言います。過去にあったことが尾を引いているからだそうです。いくつか彼らの言う理由を挙げてみましょう。過去に何かをしなかったから、あるいは何かをしてしまったから、いまの生活は満たされていない。過去に持っていたものがもうないから、いまを楽しめない。過去に傷ついたから、いまは愛を受け入れられない。かつて何かをしていたときに不愉快な目にあったので、またきっと同じようなことが起こるに違いないから。かつて後悔するようなひどいことをしたから、これからずっとまわりから白い目で見られるだろう。他人の行為が仇《あだ》となり、思い通りに生活できない。過去に腹立たしいことがあったので無責任な態度をとる。昔ひどい仕打ちを受けたことがあるので絶対に許さないし忘れもしないだろう。

理由はまだまだあります。

・高校のダンスパーティに誘われなかったから、いまは灰色の人生。

・最初のオーディションで失敗したので、いつまでもオーディションへの恐怖が抜けない。
・離婚してしまったから、いまは満たされない生活を送っている。
・はじめての愛に終止符が打たれてしまい、愛に対して臆病《おくびょう》になっている。
・ちょっとした一言に傷つけられたので、もう誰も信用しない。
・かつて物を盗んだことがあるので、一生自分をとがめていかなければならない。
・子供の頃に貧乏だったから、これからもそうなんだろう。

こういった具合です。

どんな過去であろうとも、過去にすがりつくことは私たちを傷つけるだけなのですが、このことはなかなか認められないものです。こうした言い訳をする人々はそもそも過去が自分を傷つけるなどということに関心を持っていませんし、気がついてもいません。この瞬間を精一杯生きようとしないから自らを傷つけてしまうのです。

過去はすでに終わったことですし、もう変えられません。この瞬間にしか経験を得られないのです。過去に対して不平を並べていると、その大切な瞬間に過去の記憶を経験していることになり、そのため、心の浄化に必要な経験ができなくなります。

エクササイズ――過去から抜け出す

私たちの精神から過去をきれいさっぱり取り払いましょう。過去とつながりのある感情を取り去ってください。思い出は思い出として留《とど》めておくのです。

小学校三年生のときに着ていたものを思い出すとき、感情的になる要素はないはずです。ただの思い出にすぎませんね。

これまでの過去の出来事にしても同じことです。過去を手放せば、自由に精神力を操ってこの瞬間を楽しみ、すばらしい未来を築きあげられます。

あなたが解放されたい事柄をすべてリストアップしましょう。どのくらい抜け出したい気持ちがありますか。あなたの反応に注意してください。過去を手放すには何をしなければなりませんか。やりとげようという気持ちがありますか。あなたはどのくらい反発していますか。

許すこと

次のステップに行きましょう。許すことです。自分自身や他人に寛大になれれば、過去から解放されます。『ザ・コーズ・イン・ミラクルズ』には、許すことによってほとんどすべての答えを得られるとくり返し述べられています。許せないから行き詰まるのです。現在を、ただ人生の波に身を委ねて生きられないのは、過去のある瞬間にしがみついているからです。それは、未練、悲しみ、痛み、恐れ、あるいは罪悪感、非難、怒り、恨《うら》み、ときには復讐の念であることもあります。こうした感情は狭量な心から生まれ、現在も手放されずに残っています。

愛で心を浄化できます。その愛にたどり着く途次《とじ》に許しがあります。許すことは恨む気持ちを消してくれます。その方法がいくつかありますので紹介しましょう。

エクササイズ――恨みを消し去る

恨みをなくす方法として、昔から知られている方法にエメット・フォックス法があります。それによると、まず椅子に腰掛けて気を鎮め、目を閉じて心と身体をリラックスさせます。次に、真っ暗な劇場の座席に腰掛けていると想像してください。あなたの目の前には舞台があります。その舞台の上に、あなたが一番恨んでいる人物を登場させてください。その人物は過去の人でもいま関わっている人でも、生きていようが死んでしまっていようがかまいません。その人物がはっきりと見えるようになったら、その人に何か良いことが起こることを想像してください。たとえばその人にとって意味があるようなことをです。幸せそうに笑っているのを見てごらんなさい。

このイメージを数分間持ち続けてください。

では、この方法に、私がもう一段階つけ加えたいと思います。人物が舞台から去ったら、今度はあなた自身を舞台の上に登場させるのです。良いことがあり、幸せそうに笑っている自分を見てください。宇宙の豊かな恵みが私たち皆に惜しみなく与えられるのを感じましょう。

これを行うと、たいていの人が持つ「恨み」という重く垂れ込んだ雲は消えていきます。人によっては非常に難しいことかもしれませんね。でも、一回行うごとに、あなたは少しずつ変わっていきます。一ヵ月間、一日一回行うと、あなたの気持ちがだんだん軽くなっていくのがわかると思います。

エクササイズ――仕返し

心の浄化に取り組んでいる人は、人を許すことの重要性を知っています。ですが、なかには相手を心から許す前に、もう一段階経なければならない人もいます。つまり、私たちの心のなかの子供が仕返しをしなければならない場合もあるのです。そういう場合にとても役立つのがこのエクササイズです。

椅子に腰掛けて気を鎮め、目を閉じましょう。あなたがとても許せないと思っている人について思い浮かべてください。その人に対して何をしてやりたいですか。その人があなたに許しを乞うにはどうしてやればいいでしょうか。その人があなたの思う通りに償《つぐな》っていると想像してください。鮮明に思い描いてください。その人はどのくらい苦しむべきでしょう。どうやって罪を償ってもらいたいですか。

充実感を覚えたらエクササイズをやめましょう。これ以上行うのをやめるのです。たいていこの時点で気持ちが軽くなり、すんなりと人を許せるようになっています。これを毎日行うのはあなたのためになりません。一回で終わらせることが解放につながります。

エクササイズ――許し

さて、人を許す段階にきました。誰か相手がいればその人と、あなた一人ならば大きな声を出して行ってください。

椅子に腰掛けて気を鎮め、目を閉じてから声に出しましょう。

「私は○○を許す必要がある。あなたのしたことをすべて許します」

これを何回もくり返して言いましょう。許そうとする事柄が多い相手や、逆に少ない相手がいるでしょう。誰かと一緒に行っているのなら、「ありがとう、いまあなたを自由にしてあげますよ」と言ってもらいましょう。あなた一人で行っているのなら、あなたが受け入れようとしている人を思い浮かべながら、自分で言ってあげてください。少なくともこれを五~十分は続けましょう。あなたが正直になれない気持ちを心のなかから探り、手放しましょう。

さて、心のなかがさっぱりしたら、今度はあなた自身に立ち返り、声を出して言いましょう。「私自身を許します」「私の○○な部分を許します」と。五分間ほどくり返しましょう。これは非常に効果があり、週に一度くらい行っていると心にたまったゴミを処分できます。なかにはすぐ簡単に手放せる経験もありますが、しばらく続けたある日突然なくなるものもあります。

エクササイズ――思い描く

もう一つやり方を紹介しましょう。誰かにこの箇所を読んでもらうか、テープに録音して聴いてみてください。

まず、五、六歳の子供の姿を思い浮かべてください。この子供はあなたです。子供の目を穴が開くほどじっくり見つめます。子供の目には願望が見えます。この子供があなたに求めているのはただ一つ、愛です。腕を伸ばして抱き寄せましょう。愛情と優しさをもって抱きしめるのです。あなたを愛し大切に思っていると言いましょう。この子供のことならどんなことでも誉《ほ》め、間違ってもいいから経験してみようと言いきかせましょう。何事が起ころうとも傍《そば》にいることを約束してください。さて、この子供をどんどん小さくしていき、あなたの心のなかに入るまで縮めます。心のなかに収めておきましょう。あなたが下を向けば、その小さな顔があなたを見上げ、あなたは愛情をいつでも注ぐことができます。

今度は、あなたのお母さんが四、五歳の女の子の姿をしているのを思い浮かべてください。その女の子は脅《おび》え、愛情に飢えていますが、愛の見つけ方を知りません。あなたは腕を伸ばして女の子を抱きしめます。あなたがどれだけ彼女を愛し、大切に思っているか話すのです。何があってもいつも傍にいるから私を信じていいよと言いましょう。女の子が落ち着いて安心しはじめたら、どんどん小さくしていき、あなたの心のなかに入るまで縮めていきます。子供のあなたと一緒に心のなかに収めておきましょう。お互いに惜しみなく愛情を与えあえる関係にしましょう。

今度は、あなたのお父さんが三、四歳の男の子の姿をしているのを思い浮かべてください。その男の子は脅え、泣き叫び、愛情に飢えています。小さな顔から涙がボロボロ流れていますが、どうしたらよいかわからない様子です。いまでは脅えた子供をなだめるのも慣れたものでしょう。あなたは腕を伸ばし、ぶるぶる震えている男の子を抱きしめます。男の子を落ち着かせて耳元でささやいてあげます。あなたがどれだけ彼を愛しているか、いつでも傍にいることを伝えます。

男の子の涙も止まり、その小さな身体から愛と安らかさが伝わってくるようなら、どんどん小さくしていき、あなたの心のなかに入る程度まで縮めていきます。そうすると、三人の子供が互いに惜しみなく愛情を与えあえますし、あなたも三人を愛することができます。

あなたの心のなかは溢れんばかりの愛情に満ちています。地球全体を癒すことだってできます。しかしいまはあなたを癒すことに励みましょう。心のなかがあたためられ、柔らかく優しく満ち足りていますね。自分のことを考えたり語ったりするときに、この感情があなたを変えていくでしょう。

限りのない人生
満たされ完成された世界
自分を変えていくのは私にとって自然の掟
だから喜んで変化を招き入れる
私は変わりたい
まず考えを言葉を変えていこう
古いものから新しいものへの移行は、気楽で楽しい
許すことは思っていたよりたやすいこと
許すことは気持ちが解放され軽くなること
喜びから自分をもっと慈しむことを知る
恨まなくなれば愛情があらわれる
考えを変えるのは心地よい
今日を楽しく生きよう
私の世界ではすべてがうまくいく

第八章　新しいものを築く

「内心から得られる解答は自然に私の意識にあらわれる」

マイナス思考にはいろいろあります。

・太りたくない。
・破産したくない。
・年をとりたくない。
・ここに住みたくない。
・こんなつきあいはいやだ。
・お父さん（お母さん）のようにはなりたくない。
・この仕事を続けたくない。

・こんな髪／鼻／身体は嫌いだ。
・一人でいたくない。
・不幸になりたくない。
・病気になりたくない。

心のなかのわだかまり

このようなマイナス思考には精神力で打ち勝つように、私たちは常識として身につけさせられます。そうすればいつの間にか前向きの思考になるというのです。しかし、そううまくはいきません。したくもないことをせざるを得なくなり、嘆いたことはありませんか。それを行って、あなたの望みがかないましたか。マイナス思考と闘うのはまったく時間の無駄で、人生を本当に変えたいと思っていても、まったく役に立ちません。望み通りの人生を送っていないと、ますます不本意に暮らすことになります。嫌な思いをしながら生きていくわけです。

心のなかにわだかまりがあると、あなたの人生をそのことが常に占めるようになります。ですから、マイナス思考から離れて、あなたの本当にしたいこと、本当に欲しいものに注意を向けましょう。マイナス思考をプラスに変えましょう。たとえば……。

・私はやせている。
・私は裕福だ。
・私はいつまでも若い。
・とても快適な場所に住んでいる。
・新しく素敵な出会いに恵まれている。
・私は私。
・自分の髪／鼻／身体が好きだ。
・私は愛情に満たされている。
・楽しく幸せに思うままに暮らしている。
・私は健康そのもの。

すべてを受け入れる

前向きに考えることを学びましょう。要は、思っていることを口に出して言うだけですが、私たちはためにもならないことをネガティブに考えすぎます。こんなことでは、したくないと思っていることをさらに増やすだけです。「仕事が嫌いだ」と言っているだけでは何の解決にもなりません。「これから魅力のある新しい仕事をやるぞ」と断言することで、その言葉を受けて意識のなかの伝達ルートが開かれるのです。

あなたの人生がどうあってほしいか、ポジティブに言ってみましょう。ここで非常に重要な点が一つあります。いつも現在形で言うことです。たとえば「私は〇〇だ」「私は〇〇を持っている」という具合です。あなたの潜在意識は忠実な僕《しもべ》ですから、あなたが未来系で言ってしまうと、「私は〇〇をしたいと思っている」「私はいずれそれを持てるだろう」という状態に留まってしまいます。あなたの手の届かない未来の話になってしまうのです。

自分を愛するには

前にも述べましたが、どんな問題を抱えていても自分を愛することに取り組むことが大切です。これは、問題を解決する「魔法の杖」です。自分を誇らしく思って、何もかもがうまくいっていた頃のことを覚えていますか。愛のある生活を送っている頃は悩みなどないように思っていたのを覚えていますか。そう、自分を愛すると、気持ちよくなったり幸運がどっと押し寄せてくるので、宙を舞うような気分になるでしょう。自分を愛すると心地よくなるのです。

本当にあなた自身を愛するには、自分に満足して自分を受け入れなければいけません。つまり、批判の入る余地などないのです。すぐさま反対意見が聞こえてきますね。

「いつも自分の悪いところが見える」

「どうやって自分を好きになれって言うの」
「両親／先生／恋人はいつも私を批判している」
「どうすればそんな気持ちになれるかわからない」
「私にそぐわない行為だ」
「自己批判せずにどうして変われるだろうか」

精神のトレーニング

こういった自己批判は、相変わらずのおしゃべりが心のなかで横行しているからです。前向きに変わることを厳しく非難したり、抵抗するように精神に叩き込んできたからなのですが、それに気づきましたか。このような考えは無視して、いま手近のやるべきことにとりかかりましょう。

鏡を使うエクササイズにもう一度立ち返りましょう。鏡を見ながら、「いまの自分を慈しみ受け入れます」と言ってみてください。

今回はどうでしょうか。許すことを覚えた後ですから、少しは楽にできましたか。これは肝心なことです。自分を認めて受け入れることが、前向きに変わる鍵なのです。

私の場合、自己否定が激しかった頃は自分の顔を引っぱたいたものです。自分を受け入れるということがわかりませんでした。自分の欠点や限界に対する思い込みがとても強かったので、せっかく嬉しくなるようなことを言われても、まるで馬の耳に念仏でした。たとえば、皆に愛されているよと言われても、「なぜ？　どうして私の心のなかがわかるの」と、すぐさま聞き返すのでした。また、陳腐な考えですが、「わたしの中身を知ったら好きになれないでしょうよ」と思ったりしました。

幸福とは、自分という人間を受け入れること、そしてその人間すなわち自分を慈しむことからはじまる。このことに気づかなかったのです。自分自身との、穏やかで愛のある対話ができるまでにはしばらくかかりました。

最初に、私は自分の「良さ」を、日常のちょっとしたことから探しはじめました。そのおかげで体調がよくなっていきました。自分を慈しむことで健康を取り戻せます。また、豊かさや愛情や創造的な自己表現にも同じことが言えます。その後で、「思っていたほど自分の良さを見出していません」でしたが、自分のすべてを愛し受け入れることを覚えました。このことからヒーリングの第一歩を踏み出したのです。

エクササイズ——自分を受け入れる

これまで何百人という相談者に実践してもらいましたが、驚きの効果がありますよ。

これから一ヶ月間「私は自分を受け入れます」と言い続けてください。

毎日三〇〇～四〇〇回はくり返しましょう。やってみればそんなに多い回数ではありません。何かに悩んでいるときは、その問題について同じくらい考えているはずです。「私は自分を受け入れます」を、歩いているあいだのマントラ（呪文）にしましょう。間髪を入れないくらい、くり返しくり返し自分に言い聞かせるのです。

「自分を受け入れます」と言うことは、意識のなかに埋もれた逆の考えをすべて引き出してくれます。たとえば、次のようなマイナス思考が浮かんだとしましょう。「こんなに太っているのに、そんな自分を受け入れたりできない」「こんなことをしたって何にもなりゃしない、ばからしい」「自分にいいところなんてない」など――くどくどしいマイナス思考には、精神のコントロールが必要です。気にしてはいけません。あなたを過去に閉じ込めておこうとする考えなのですから、このような考えには静かに言いましょう。

「すべて手放しましょう。私は自分を受け入れます」

自分を受け入れる試みを実践していると考えるだけでも、たくさんの考えが持ち上がってきます。「ばかばかしい」「何かおかしい」「この感覚はみんな嘘だ」「行き詰まってしまったんじゃないか」「実際にどうやって自分を受け入れるっていうんだ?」といった具合です。

こうした考えは反発を示しているだけですから、関わりを持たず素通りさせましょう。あなたがそれを信じなければ影響はありません。

「私は自分を受け入れます、私は自分を受け入れます、私は自分を受け入れます」

何が起ころうとも、誰がなんと言おうとも、あなたに何をしても、続けて唱えるのです。あなたが嫌がることを誰かがしているときにもずっと唱えられれば、進歩したことになります。

内面の思考には、屈しない限り支配されません。思考とは言葉をつなぎあわせたものにすぎません。それ自体は何ら意味をなさないのです。私たちが勝手に価値を与えているだけです。どんな意味を持たせようかと選択するのが私たちです。思考とは、私たちを育て支えてくれるものと考えていきましょう。

自分を受け入れるときは、他人の意見に耳を貸さない場合もあります。たとえばあなたに「おまえは紫色をしたブタだ、紫ブタだ」と言い続けたとしましょう。きっとあなたは笑い飛ばすか、迷惑がるか、頭のおかしい人だと思うでしょう。本当のことを語っているとはまず思わないはずです。しかし、あなた自身が「自分はこうである」と信じている事柄が、実際は真実からかけ離れている場合がよくあります。外見にこそ自分の価値があらわれると信じるのは、自分を「紫ブタ」だと信じていると言い換えてもいいでしょう。

よく、人と違う自分のあれこれを「間違っている」と考えたりしますが、それは自分の個性なだけです。個性は私たち一人ひとりにとってかけがえのない特別なものです。自然界には二つと同じものはありません。この地球が生まれてからというもの、同じ雪や雨はありません。ヒナギクも一本一本違います。私たちの指紋にしても一人ひとり違う、私たちはそれぞれ違う人間です。私たちは異なるようにできているのです。このことを受け入れられるようになれば、競争や比較などなくなります。他人と同じであろうとすると魂が縮んでしまいます。私たちがこの世にいるのは、自分という存在を表現するためです。

いまだから言えるのですが、自分を愛しはじめるまでは、私も自分がどんな存在であるかわからなかったのですよ。

あなたの意識を働かせよう

あなたを幸せにしてくれるようなことを考えましょう。あなたが気持ちよくなるようなことをしましょう。心地よくなる人と一緒にいましょう。体にいいものを食べましょう。あなたにとって快適なペースで進みましょう。

種を植える

トマトの木についてしばらく考えてみましょう。健康な木には、一〇〇個以上のトマトの実がなります。でも、たくさんの実をつけたトマトの木を手に入れたければ、まずちっぽけな種からはじめなければなりません。その種はトマトの木とは似ても似つかないものです。もちろん、トマトのような味わいもありません。知らない人から見れば、これがトマトの木になるのかと驚くでしょう。

では、この種を蒔《ま》いて肥料と水を与え、太陽の光にあてることにします。

最初に小さな芽が顔を出したときに、「これはトマトじゃない」と言って踏みつける人はいないでしょう。むしろじっと見つめて「芽が出たよ」と喜ぶのではないでしょうか。その成長ぶりをわくわくしながら眺めますよね。そのあいだに水を与え、太陽の光をふんだんに浴びせ、雑草を取り除いてやれば、枝もたわわに真っ赤に熟した味のよいトマトが実ることでしょう。それはたった一つのちっぽけな種からはじまっているのです。

あなたが新しい経験をするのも同じことです。土はあなたの潜在意識、種は新しく断言する言葉です。新しい経験のすべてがこの種のなかに詰まっています。ポジティブな言葉をかけながら水をやり、ポジティブな思考という光があたるようにしましょう。庭にマイナス思考という雑草が生えてきたら取り除きます。そしてほんの微《かす》かな変化でも見つけたときは、「こんなのでは充分じゃない」と踏みつける代わりに、はじめて目の当たりにした進歩に「ついにやった、効果が出てきた」と喜びましょう。

その成長ぶりを観察し、望みがかなえられていくのを見つめましょう。

エクササイズ――自分を変えていく

さて、あなたの欠点リストを取り出して、欠点を前向きな言葉に置き換えましょう。あなたが変えたい部分をすべてリストアップしてから実行してもかまいません。その場合は、リストのなかから三つ選び出し、それらを前向きの言葉に置き換えてください。

では、マイナス思考のリストの例をあげてみましょう。

・すさんだ生活だ。
・痩《や》せなければならない。
・私は誰にも愛されない。
・引っ越したい。
・いまの仕事が嫌いだ。
・心に余裕を持たなければ。
・力を出し切れていない。
・自分はなんて役立たずなんだ。

ここから一八〇度考えを変えるときは、次のようにします。

・この状態をつくり出したパターンを取り去りたい。
・私はいま前向きに取り組んでいる。
・私の身体は理想どおりやせている。
・私は誰にでも好かれる。
・いまの生活に満足している。
・さあ、いい仕事にしよう。
・心に余裕ができている。
・自分のしていることには価値がある。
・自分を慈しみ受け入れる。
・私にこの上ない幸福をもたらす人生に身を任せよう。
・私は最高のものを受けるにふさわしい。

こうやって前向きの言葉に置き換えていくと、あなたがリストアップしたマイナス思考も前向きに転じます。自分を愛し受け入れること、安全な空間をつくり出すことが大切です。それに、信頼する気持ち、価値を認める気持ち、受け入れる気持ちがあれば、体を正常な体重に戻せますし、心に余裕ができ、愛情で結ばれた関係ができ、新しい仕事を得られ、新居を構えられるのです。トマトの木の成長は目をみはるばかりです。私たちの望みがかなえられていくのにも驚きです。

あなたの受け取る権利

欲しいものを手に入れてもよいと思いますか。そう思わないあなたは、自分で手に入れさせまいとしているのです。いったんコントロールのきかない状態になれば、不満が頭をもたげてくるでしょう。

エクササイズ――自分には価値がある

鏡のなかのあなたを見つめながら言いましょう。「私はそれを持つに値する人間だ。いまそのことを受け入れます」と。二、三回くり返してください。

どう感じますか。あなたの感情やあなたの身体のなかで起こる変化にいつも注意してください。自分にとってその言葉が本当に思えますか。それともまだ自分を卑下しますか。

釈然としないなら、前向きな言葉を口に出すことに戻ります。

「私の良さに逆らっている思考パターンを意識のなかから取り去ります」

「私にはそれを受け取る価値がある」

あなたが受け入れられるまで、たとえ数日間かかってもくり返し行ってください。

ホリスティックサイコロジー（総合心理学）

新しいものを築くときには、総合的なアプローチが必要です。ホリスティックサイコロジーは、人間の身体、精神、そして魂を育てるためにあります。これらのどれか一つでも欠ければ不完全な人間になります。すべてを網羅するなら、身体、精神、魂のどの部分から取り組んでも構いません。

身体から取り組んだとしましょう。栄養について、特に私たちが好んで摂取する飲食物と、それらを摂取すると私たちの精神にどう影響するかの関係に興味を持ちましょう。身体にとっていちばんよいものを摂取したいものです。ハーブやビタミン、ホメオパシー、フラワーレメディなどが参考になるでしょう。洗腸療法（コロニクス）について探求してみるのもいいかもしれません。

自分の身体にあった運動を見つけましょう。運動は骨を強化し、身体の老化を防ぎます。スポーツや水泳の他に、ダンス、太極拳、武術、ヨーガなどがあります。私はトランポリンが気に入っていて毎日行っています。私の場合、少し傾けた板の上に身体を横たえていると、リラックスの訓練になります。

体の働きについて知りたければ、ロルフィング療法、ヘラー療法（HELLER WORK）、トレイガー療法（TRAGER）があります。マッサージ、リフレクソロジー、鍼《はり》療法、カイロプラクティックなども効果的です。その他にアレキサンダー法（肉体を極限状態において治療する療法）、生物エネルギー学、フェルデンクライス（FELDENKRAIS）、レイキ療法などもあります。

精神に取り組むのなら、視覚心像法、誘導心像法（GUIDED IMAGERY）、そして私たちが行っているポジティブな言葉を使う方法があります。心理学療法も、ゲシュタルト療法、催眠療法、再生療法、心理劇、退行療法、アート療法、夢療法などがあります。

どのような瞑想でも、気を鎮め、あなたの「知っていること」を表に出す効果があります。私は、座って目を閉じたまま、「私が気づくべきことは何だろう」と問いかけます。そして答えが返ってくるのを静かに待つのですが、答えがその場で得られなくてもいいのです。いつか必ずわかるのですから。

精神については、グループによるワークショップもさまざまあり、たとえば自己洞察、愛情関係のトレーニングやＥＳＰ、キリスト体験（ADVOCATE EXPERIENCE）、ケン・キーズ（Ken Keyes）グループ、願望成就など、他にも数限りなくあります。週末にワークショップを催すグループが多く（私も週末に行います）、出席すればまったく新しい観点から人生を見る機会を得られるでしょう。しかし、一つのワークショップに参加したからといって、あなたの問題すべてが永遠に解決するということはまずないでしょう。それでもいまあなたの人生を変えるのには役立ちます。

魂の領域に取り組むのなら、祈り、瞑想があります。私の場合、許すことや無私の愛もここに含まれます。

魂に取り組んでいるグループもたくさんあります。キリスト教会に加えてリリジャス・サイエンスやユニティといった形而上学《けいじじょう》教会があります。また、クリア・ヨガ・センター、超越瞑想、ラジネーシ協会、シッダー協会など、その他にもいろいろとあります。

さまざまな方法があることをあなたに知ってもらいたいのです。一つ試してみて効果がなければ、他の方法に挑戦してみましょう。どれも役に立つものですが、どれがあなたに適しているかはあなたでなければわかりません。すべての人に効果がある方法はありませんし、私のやり方もすべての人に平等に効くとは思いません。すべては、総合的な健康に通じる道の踏み石の一つにすぎないのです。

限りのない人生
満たされ完成された世界
いつも新しい私の人生
どの瞬間も新しく新鮮で活動的
思い通りに生きたいから前向きに考える
新しい一日、新しい私
考えも言葉も行動も昨日とは違う
皆の接し方も違ってくる
新しい世界は新しい考えのあらわれ
新しい種を植えるのは楽しいこと
この種が新たな経験になるのを知っているから
私の世界ではすべてがうまくいく

第九章　日　課

「楽しみながら新しい精神力を養う」

子供は転ぶことをくり返さなければ、歩き方を覚えない

新しいことを習いはじめるときは何でもそうですが、練習しなければ生活の一部になりません。最初は神経をかなり集中させなければなりませんが、これを「面倒がる」人がいます。私はこれを面倒なことと考えたくはありません。新しいことを身につけようとしていると考えましょう。

何かを身につけるとき、たとえば車の運転、タッチタイピング、テニス、ポジティブに考えることもそうですが——やろうとすることが違っても、学ぶ過程はいつも同じです。最初は手探り状態ですから失敗ばかり。潜在意識が恐る恐る覚えようとするからですが、何回も練習するうちにだんだん容易になって少しずつ上手になっています。最初の日から「完璧」にできないのは当然です。そのときは自分のできるだけのことをしましょう。最初はそれで充分です。

「私は一生懸命やっている」と、あなた自身によく言い聞かせましょう。

いつも自分の味方になる

私は最初の講演のときのことをよく覚えています。演壇から下りてすぐに、私は自分に言い聞かせました。

「ルイーズ、すばらしかったわ。はじめにしては上出来よ。こういうのを五、六回もやれば、あなたもプロの講師よ」

数時間後には、「いくつか内容を変えられると思うの。ここはこう直して、あそこはこう直したらどうかしら」と話しかけました。絶対にあれこれ粗探《あらさが》しをしませんでした。

仮に演壇から下りてきて自分を非難したとしましょう。「まったくひどかったわね。間違ってばかりだったじゃないの」と。そうしたら、おそらく次の講演に嫌気がさしたことでしょう。しかし実際は、二度目の講演は初講演よりもよかったですし、六度目になると自分がプロになったような気がしたものです。

私たちのまわりに働いている「法則」

本書を書きはじめる少し前に、ワープロを購入しました。名づけて「マジック・レディー」。ワープロを使うのははじめてでしたが、ワープロの使い方を習うことは精神の法則と非常に似ていることに気づきました。その法則さえ覚えれば、ワープロは「魔法」を演じてくれるのです。ただし、その法則に忠実に従わないと、何も起こらなかったり、思い通りに動かなかったりします。少しも譲ってはくれません。イライラが募りますが、マジック・レディーのほうは、私が法則を覚えるのをじっと待っていて、うまくやれば魔法を授けてくれるのです。練習が必要なだけです。

あなたがいま覚えようとしていることも同じです。精神の法則を学び、その法則に忠実に従わなければなりません。あなたのこれまでの考え方で法則を曲げようと思ってもだめです。新しい言葉を覚えてそれに従っていくことができるようになれば、あなたの人生に「魔法」があらわれるでしょう。

覚えたことをさらに発展させよう

新たに覚えたことを発展させるのに効果的な方法はまだまだあります。私は以下のことを実行するように薦めています。

・感謝の気持ちをあらわす。
・前向きの思考を書き留める。

・瞑想する。
・エクササイズを楽しむ。
・質のよい栄養を摂り入れる。
・前向きな思考を声に出す。
・前向きな思考にメロディーをつける。
・リラックスに時間をかける。
・心に状況を思い描く、ビジョンを利用する。
・本を読み勉強する。

私の日課

私の日課を紹介しましょう。

目が覚めたら、目を閉じたまま思いつく限りのことに感謝します。

シャワーを浴びてから三十分ほどのあいだ、瞑想をし、ポジティブな言葉を唱え、祈祷《きとう》を行います。

それからトランポリンを使いながら、十五分くらい体操をします。たまにはテレビの午前六時のエアロビクス番組にあわせて体操をします。

さて、次は朝食です。果物、フルーツジュース、ハーブティーを、母なる大地に感謝しながら、私を養うためにその生命を捧げた食物に感謝しながらいただきます。

昼食前に、鏡に向かってポジティブな考えを声を張り上げて言います。節をつけて歌うこともあります。だいたいこんな感じです……。

ルイーズ、あなたは素敵、大好きよ
今日もまた人生のなかで最高の一日
あなたのこの上ない幸せのために
知る必要があれば示され
必要なものは手に入る
何もかもうまくいっているわ

昼食には大盛りのサラダをよくいただきますが、このときも食事に感謝します。

夕方には、少し傾けた板の上に身体を横たえて、数分ほど全身をゆったりとリラックスさせます。そのあいだテープを聴くこともあります。

夕食は蒸した野菜と穀類。魚や鶏肉をいただくこともあります。私の身体には粗食が一番向いています。他の人と食事を共にするのも好きです。そのときも、食物とお互いに感謝しあいます。

夜になると、読書や研究にいそしみます。学ぶことに限りはありません。また、そのときに取り組んでいるポジティブな考えを十回、二十回と書き出します。

就寝時には、考えをかき集め、その日を振り返りながら一つひとつの行為に感謝していきます。そして「深く安らかに眠るのよ、翌朝を明るくすがすがしく、新しい一日を心待ちにしながら起きるためにね」と自分に言い聞かせます。

こんな生活なの、と戸惑っていませんか。最初は障害がたくさんありますが、しばらくすると、ちょうど入浴や歯磨きのようにあなたの新しい考えが生活の一部になって、無意識に楽にできるようになりますよ。

家族全員で何かを行うのはすばらしいですね。たとえば、一日のはじまりに全員で瞑想を行うとか、夕食の直前に静かに祈ると、家庭に平和と調和がもたらされます。時間がないと思う人は、三十分早く起きるといいでしょう。努力すればそれに見合うだけのいいことがあります。

あなたの一日のはじまり

朝、目が覚めたときにまず口にする言葉はなんでしょう。必ず何か言っているはずですよ。それはポジティブな言葉でしょうか。それともネガティブな言葉でしょうか。私が毎日、「ああ、また新しい一日だわ」といまいましげにうめきながら目覚めていた頃のことが思い出されます。そうすると、何をやってもうまくいかない一日になるのです。いまは目覚めて目を開ける前に、まず一晩安眠できたベッドに感謝します。一晩中気持ちよく過ごせたのもベッドのおかげ。それから、目をつぶったまま十分ばかり、私の身に起きた幸せという幸せすべてに感謝していきます。朝の瞑想や祈祷を行う起床前にこうしたことを行いましょう。

瞑想

毎日数分間、瞑想するように心がけましょう。はじめての方は、最初は五分からスタートしてみてください。椅子《いす》に腰掛けて気を鎮め、自分の呼吸に気をつけます。心のなかをゆっくりと考えがよぎりますが、気にせずに。考えはそのまま通り過ぎていきます。考えることが心の本質ですから、内面の思考から逃れようとしないでください。

瞑想の講習会やそれに関する書物はいくらでもあります。瞑想の方法や何からはじめるかは問題ではありません。最後に自分に最適なやり方を見出せればいいわけですから。私の場合、椅子に腰掛けて自分に問いかけます。「私が気づくべきことは何だろう」と。すぐに答えが返ってくることもあれば、後からわかることもあります。瞑想法に善し悪しはありません。

もう一つ方法を紹介しましょう。椅子に腰掛けて気を鎮め、呼吸に気をつけます。息を吸い込んだときに一と数え、吐いたときに二と数えます。十まで数えたらまた一に戻って再び数えていきます。何回くらい往復したかなと気になりはじめたら、また一に戻って最初から数えましょう。二十五回セットくらいくり返したら、また一に戻ります。

とてもほがらかで聡明に見える女性の相談者がいました。賢く頭の回転の速い人で、ユーモアのセンスに溢れていましたが、内面と外面とのあいだにズレが生じていました。肥満、生活の乱れ、職業に対する不満があり、そして長いあいだ恋愛と縁がありませんでした。彼女は形而上《けいじじょう》の概念をすばやく理解できましたし、道理にかなったものとして受け入れていました。しかし、あまりにも頭脳明晰《めいせき》でのみ込みが早すぎて瞬時に内容を掴《つか》んでしまうので、充分な間を取りながら考えるのは苦手のようでした。

しかし、彼女には毎日の瞑想が効果的に作用しました。最初は五分からはじめ、これを徐々に十五〜二十分に延ばしていきました。

エクササイズ――毎日ポジティブな言葉に触れていく

一日に一つか二つ、ポジティブな言葉を取り上げ、十〜二十回書きましょう。それを声に出して熱心に読み、自由に曲をつけて楽しく歌いましょう。その日はその言葉のことばかり考えるようにします。徹底してその言葉に触れていると、そのうちにその言葉が考えとなり、ときに想像もつかないような結果を生むことがあります。

私は、大家さんとうまくつきあっていくことにかけては自信があります。ニューヨーク市で最後にお世話になった大家さんは非常に気難しいことで有名で、賃貸者からの不平が絶えませんでした。そこに私は五年間住んでいましたが、大家さんの姿を見たのは三回きりです。カリフォルニアに移り住むと決めたとき、所有物をすべて売り払い、過去に束縛されずに新しくスタートしたいと思っていました。そして、ポジティブな言葉を自分に言い聞かせることをはじめました。

「家財道具一切合切《がっさい》はあっという間に売れてしまうわ」

「引越しはとても簡単よ」

「神の整然たる秩序のもとにすべてが動いている」

「何もかもうまくいく」

物を売ることがどんなに難しいか、引っ越す前の何日かをどこで過ごすか……他にも、悩んでもどうしようもないことは考えませんでした。ただひたすらポジティブな言葉を唱え続けました。すると、はたして私の相談者や学生が、小物やたいていの書物をあっという間に買っていきました。

大家さんに書簡で契約の更新をしないと告げたところ、驚いたことに大家さんのほうから電話があり、狼狽《ろうばい》したふうでした。しかも、カリフォルニアの新しい大家に推薦状を書こうと申し出てくれたり、今度は家具つきの部屋として貸すことに決めたから家具を売ってくれないかと言うのです。

私自身も想像しなかったことですが、「いつも家主とはうまくつきあっている」という考えと「家財道具一切合切はあっという間に売れてしまう」という考えを高度意識が結びつけたのです。引っ越す前の晩まで家具つきの心地のよい部屋の自分のベッドで眠れたので、他の賃貸者が驚いていました。しかも家具の代金までもらったのですよ。私がカリフォルニアに持っていった物は、洋服を何着か、ジューサー、ミキサー、ヘアードライヤー、タイプライター、それと高額の小切手だけです。私はのんびりした気分でロサンゼルス行きの列車に乗り込みました。

限界があると思ってはいけない

カリフォルニアに到着すると、車が必要になりました。ですが私はこれまで自家用車を持ったことも大きな買い物をしたこともなかったので、大きなお金を借りるための信用がありませんでした。女性のうえ自営業でしたから、銀行からの融資も受けられません。貯金をはたいてまで新車を購入する気はなかったので、信用を得るためには大きなローンを組まねばならず、しかし大きなローンを組むためには信用がなければならないというジレンマにおちいったのです。

私は現状や銀行の対応を悲観的に考えず、とりあえずレンタカーを借り、前向きに言い続けました。

「立派な新車を簡単に手に入れられるわ」

また、人に会うたびに、「新車を買いたいのだけれどまだ信用を得られなくて」と話しました。すると、三ヵ月ほどして女性実業家と出会いました。私はすぐに気に入られ、車のことを「それなら何とかしてあげるわ」と言ってくれたのです。

彼女は銀行に勤める友人に電話をし、私を「旧」友として紹介してくれたうえに、保証人にもなってくれました。三日も経たないうちに私は立派な新車を手に入れ、ディーラーの敷地から走り去っていました。

私は、「この成り行きを恐れる」ほど興奮してはいませんでした。なのに車の購入に三ヵ月もかかったのは、いままでにローンを組んだことがなく、私のなかの子供が未知のものを怖がって、一歩踏み出すのに勇気が必要だったからです。

エクササイズ――自分が好き

あなたが「自分を受け入れます」とたえず言い続けていることと思います。この訓練が強力な地盤になりますから、一ヵ月は続けてください。

では、数枚の紙を用意し、「自分が好き」と書いてください。そして、自分が好きだからできること、誇りに思えること、なんでも考えつく限り書いてください。毎日読み返し、新しいものを思いついたら書き足してください。

エクササイズの相手がいるときは一緒に行ってください。手を握り、交互に「自分が好き、だから～」と言いあってください。この訓練を行っていると自分を卑下しなくなります。それが最大のメリットです。

エクササイズ――新しいものを求める

あなたがいま取り組んでいることを心に思い浮かべてください。感じて、見て、味わって、触って、聞いてみるのです。生まれ変わったあなたを他人がどう思うか、注意してみましょう。人からどう思われても動じない人間になりましょう。

エクササイズ――知識を増やす

あなたの意識を高め、理解を深める、心の働きについての書物をどんどん読みましょう。知識はまわりからいくらでも吸収できます。本書はあなたが歩む道の一歩にすぎません。他の観点からも知識を増やしましょう。他の人の意見にも耳を傾け、しばらくのあいだグループで研究するのもいいでしょう。

これはライフワークです。学んだ分だけ糧《かて》となり、エクササイズを重ねるほど心地よい気分になり、ずっと人生がすばらしいものになるでしょう。このことに取り組むと気分爽快です。

成果があらわれはじめる

数多くの方法を実行しているうちに、取り組みの成果があらわれるでしょう。小さいながら生活のなかに奇跡が起こるのがわかります。排除しようと心に決めた事柄はいつの間にかあなたを去っています。あなたの望んでいたことが急に自分の目の前にあらわれたように見えるでしょう。想像したことがないような思いがけない喜びを得るのです。

私の場合は、心の働きに取り組んでから数ヵ月した頃でしょうか。自分の変貌ぶりに驚きました。とても若々しくなったのです。いまでは十年前の自分より十歳若く見られます。

自分のありのままの姿を、ありのままの行いを愛してください。あなた自身や人生に笑いかけるのです。そうすればあなたを傷つけるものは何もありません。この世のものはすべて仮の姿、次にこの世に生まれるときに違う生き方をしようと思うなら、たったいまから人生を変えるのはどうでしょうか。

ノーマン・コーシンスの著書を読むのもいいでしょう。不治の病に冒されていたのに、笑いで治してしまった人です。ただ、その病因であった心のパターンを変えられなかったために、新たな病気を生んでしまったことは残念です。しかし彼はまたも笑いでその病を吹き飛ばしてしまいました。

心を浄化する方法はいくらでもあります。いろいろ試して、最適な方法に取り組んでください。

寝る前に、目を閉じて今日一日の幸せに感謝しましょう。そうすればもっといいことがあなたに与えられるでしょう。

寝る前にテレビのニュースを見たり聞いたりしないでください。ニュースは不幸な出来事を伝えるばかりです。そのような悪影響を夢のなかに取り込む必要はありません。夢はあなたの障害をクリーンにしてくれます。夢はあなたの取り組みの助けになるものです。目が覚めたときに答えを得ていることがあるでしょう。

安らかに静かに眠りましょう。人生の成り行きに身を任せ、この上ない幸せと最大の喜びを得るために、何でも大事にしましょう。

エクササイズをわざわざ単調で嫌な行為と思い込まないでください。楽しみながらできます。ゲーム気分でもできます。喜んでやることだってできるのです。すべてあなた次第です。その気になれば、許すことも、恨みを取り去ることも楽しんでできます。許せない人や状態について短い歌をつくればいいのです。歌っていると、すべてがパッと明らかになります。相談者と一対一の場合、私はできるだけ早く笑いを取り入れようとします。笑いが早く起これば、そのぶん解放するのも楽になります。

ニール・サイモン（ブロードウェイの喜劇作家）の劇であなたの問題が取り上げられているとします。それを見たあなたは椅子から転げ落ちるくらい笑うと思いますよ。悲劇と喜劇は表裏一体のもの。あなたの見る角度でどちらにでも変わるのです。「人間って馬鹿なものだね！」って笑い転げたことがあるでしょう?

自分を変えるときもニコニコしながら、遊びながらできる方法を選びましょう。さあ、楽しんで！

限りのない人生
満たされ完成された世界
私は自身を支え、人生は私を支えてくれる
まわりでは法則に従って物事が動く
これからも喜びで学ぼう
そうすれば感謝と喜びで一日をはじめられる
今日は何が起こるかな、と心待ちにしている
何もかも「うまくいく」ことを知っているから
ありのままの自分、自分のすることが好きだ
生き生きと愛情と喜びにあふれた生命
私の世界ではすべてがうまくいく

第三部　さあ、やってみましょう

第十章　人間関係

「人間関係はすべてうまくいっている」

人生は関係で成り立っています。私たちはあらゆるものと関係を持っています。さしずめ、いまあなたは、本書と私と、私の考えと関わりを持っていると言えるでしょう。

物体、食物、天候、交通機関、人間、あなたの持つ関係はどんなものもすべて、あなた自身との関係をあらわす鏡です。そして、あなたとあなた自身の関係は、幼少の頃に築いてきたまわりの大人との関係に、強烈に影響されています。そのとき大人があなたに示した反応が――いいものも悪いものも――現在の私たち自身に対する反応になっています。

自分を叱るときの言葉を思い出してください。あなたの両親があなたを叱るときと同じ言葉を使っていませんか。あなたを誉めたときの両親の言葉を思い出せますか。あなたも自分を誉めるときに同じ言葉を用いているでしょう。

あなたが自分を誉められないなら、おそらくあなたの両親は、あなたを誉めたことがなかったのです。だからあなたは自分の誉め方を知らないのです。自分は誉めるに値しないと思っているかもしれませんね。あなたの両親を非難するわけではありません。私たちも両親も犠牲者なのです。両親も、自分たちの知らないことはあなたに教えることができなかったのです。

サンドラ・デイは偉大なリバーサー（再誕生のプロセスを助けるヒーラー）ですが、人間関係についてもかなり研究しています。彼女によれば、重要な人間関係には両親のどちらかとの関係が反映していると言うのです。そして、その親との関係をクリーンにできない限り、求めている人間関係をつくれないだろうと述べています。

人間関係は私たちを映す鏡です。自分の持つ人間関係に対する思い込みが鏡のように反映され、私たちの求める関係を引き寄せるのです――それがいいものであれ、よくないものであれ。上司、同僚、従業員、友人、恋人、配偶者、子供――すべてに同じことが言えます。この人のこんなところが好きになれないな、と感じたときは、あなた自身がそういう行動をとっているか、そうしたいと願っているか、あるいはあなたがそう思い込んでいるからです。あなたの人生の欠けた部分を補って完全にするために、わざとそういう人を引き寄せ、自分の人生に関わりを持つようにしているのでしょう。

エクササイズ――まずは自分と

あなたにとって疎《うと》ましい人についてしばらく考えてみましょう。こういうところをやめてもらいたい、改めてほしいというところを三つあげてください。

そうしたら、今度はあなたの心の奥底を覗いて自分に問いかけてみます。

「私にも同じようなところがあるかしら、どういうときに似たようなことをするのだろう」

目を閉じ、しばらくのあいだ同じ問いを自分に投げかけてください。

それから、変わりたいかどうか考えましょう。

あなたの考えや行為からこうしたパターンや性癖や思い込みが一掃されたとき、その人も変わっているでしょう。そうでなければあなたとは無関係の人となっているはずです。


あなたの上司が、難癖《なんくせ》をつけてきたり、気難しい人であれば、自分の心のなかを覗いてみましょう。あなたも程度の差はあれ、人の欠点をとやかく言い、不機嫌ではありませんか。あるいは「上司なんて、難癖をつける気難しいものだ」と思い込んでいませんか。

あなたの従業員に、命令に逆らい、仕事を途中で投げ出す人がいれば、あなた自身はどうなのか反省してみてください。その心癖を取り除きましょう。従業員を解雇するのは簡単ですが、そのままにしておくと、あなたのなかにそのパターンが残ってしまいます。

グループのなかに入れない協調性に欠ける同僚がいれば、まずどうして自分がその人を引き寄せたか考えましょう。あなたにも協調性にかけるところがありませんか。

あなたの友人に、信用できない、あなたを辱《はずかし》めるような人がいても同じです。あなたが自分を信用できないのはどういうときですか。人をけなしたりしますか。それがあなたの信じていることでしょうか。

あなたの恋人が冷たくて愛情のない人に見えるなら、幼少の頃に両親を見ながら「愛は冷たくて表にあらわさないものだ」と思い込んでいた気持ちがあなたのなかにあるのではないでしょうか。

あなたの夫あるいは妻が口やかましく無関心なら、あなたの幼少の頃に培《つちか》われた思い込みを思い出してみましょう。あなたの両親は小言《こごと》が多く無関心ではありませんでしたか。あなたも同じでしょうか。

あなたがイライラするような癖を子供が持っているとしたら、それは明らかにあなたの癖でもあるのです。子供はまわりの大人の真似をしながら物事をおぼえていきます。その癖をあなたのなかから取り除きましょう。そうすれば子供の癖もいつの間にか直っています。

相手を矯正するにはこの方法しかありません。まず自分が変わることです。あなたの思考や行動パターンを変えれば、「相手」も自ずと変わってきます。

ただ単に相手を非難しても無駄なことです。私たちの力をどぶに捨てるようなものです。あなたの力を蓄えておきましょう。その力がなければ自分を変えられません。無力な犠牲者のように暗中模索するだけで、出口を見つけ出せなくなってしまいます。

愛を射止める

自分のほうから期待したり探し求めないときに愛は訪れます。愛を得ようとやみくもに相手を漁っても、結局よいパートナーにはめぐりあえません。恋に焦がれ不幸になるだけです。愛は私たちの心のなかにあるのです。私たちの外に求めるのではありません。

愛情を急いで求めるのはやめましょう。あなたのほうに受け止めるだけの用意ができていないかもしれないからです。あるいは、あなたの求める愛を引きつけるだけの成長をあなたがしていないかもしれません。

恋人を得るために、好きでもないのに誰彼かまわずつきあうのは最悪です。まずはあなたの基準をつくりましょう。どのような愛を射止めたいですか。あなたの条件をリストアップしてください。あなた自身がそれに見合うほど成長すれば、条件にかなった人を引き寄せることができるでしょう。

あなたから愛を引き離しているのは何であるかを検討してみるのもいいでしょう。いつも粗探《あら》しをしているからでしょうか。自分を卑下するからでしょうか。それとも条件に無理があるとか。映画スターのイメージを勝手に抱いているから？　親密な関係を心の底で怖がっているから？　それとも、自分は愛されないと思い込んでいるからでしょうか。

愛が訪れたときのために準備を整えておきましょう。心に、愛を育《はぐく》めるような場所を用意します。愛してください。そうすれば愛されるでしょう。心から愛を受け入れてください。

限りのない人生
満たされ完成された世界
知人と仲よく住む
私の心の奥底には枯れることのない愛の泉がある
いまこの愛が流れ、私の心、身体、精神、意識
私という人間を満たす
そして私を離れて四方八方に飛び散る
その愛はさらに大きくなって私の元へ返ってくる
注ぎ与えられた愛以上に愛は与えるもの
愛を惜しむなかれ
愛情を注ぐのは心地よい
心の喜びを実現すること
自分を愛しているから、身体を大事にしている
栄養になる食物を身体に与え
身だしなみにも気をつけると
生き生きと力強く応えてくれる

自分を愛しているから、気持ちのいい家を与えよう
必要なものがすべてそろった楽しい家
部屋という部屋を愛の霊気で満たせは
足を踏み入れた者はあたたかい愛に育まれるだろう
自分を愛しているから、仕事が楽しい
創造性や可能性を発揮できる仕事
互いに思いやりで結ばれた仕事仲間
そして収入にも満足
自分を愛しているから、誰に対しても
思いやりをもって接していこう
自分から発散したものは
さらに大きくなって私に返ってくるのを知っているから
私は心のあたたかな人だけを引きつける
彼らが私の鏡になってくれるから
自分を愛しているから、過去や過去の出来事を許し
しがらみを取り去って自由になる

自分を愛しているから、私はいまを生きている
どの瞬間にも幸せを感じ
未来が輝かしく喜ばしく安全であるのを知っている
宇宙にとって私はいとしい子供なのだから
そして宇宙はいつまでも私を大事にしてくれる
私の世界ではすべてがうまくいく

第十一章　仕　事

「自分の仕事にとても満足している」

「自分の仕事にとても満足している」

これが本当ならいいと思いませんか。でも、どうやらあなたは自分で自分の力をせばめているようですね。あなたに思い込みはないでしょうか。たとえば、

・こんな仕事やっていられない。
・仕事で評価してもらえない。
・上司が嫌いだ。
・収入がよくない。
・同僚とうまくやっていけない。

・本当は何をしたいのか自分でもわからない。

こんな具合に、悲観的で保守的な考えを持っていませんか。こうした考えを携《たずさ》えてどんなすばらしい職を得られるというのでしょうか。問題へのアプローチがそもそも間違っています。好きでもない仕事に就いている場合、転職したい場合、仕事の問題を抱えている場合、失業中の場合、すべてを解決する方法があります。

まず、現在の仕事に心から感謝すること。その仕事はあなたの歩む道の踏み台の一つです。あなたの現状はあなたの思考パターンをあらわしています。「仕事関係の人」に不当な扱いを受けていると感じるかもしれませんが、そういった行動を引きつけるようなパターンがあなたの意識のなかにあります。ですから、心のなかで現在の仕事、あるいは前の仕事について検討し、すべてに心から感謝することからはじめましょう。すべてとは――建物、エレベーター、階段、部屋という部屋、家具や機械、もちろん上司や同僚や、そして客の一人ひとりまで――これら全部を愛し、感謝して受け入れましょう。

「いつもすばらしい上司の下で働いている」「私の上司は私のことを尊重してくれて、なんでもきちんと対応してくれる」「私の上司は寛大で働きやすい」と自分に言い聞かせます。こうした考えはこれからもあなたのものになって、あなたが上司の立場になったときにはあなた自身がそのような上司になっているでしょう。

ある青年の話ですが、彼は新しい仕事に就くことになり神経質になっていました。私はこう言ったのをおぼえています。

「なぜうまくいかないと思うの。もちろんあなたならうまくやれるわ。心を開いてあなたの才能を表に出すの。職場の設備も、同僚も、上司も、お客の一人ひとりも心からありがたいと思って受け入れるのです。そうすれば何もかもうまくいきますよ」

その青年は言われた通りにし、実際にうまくやることができました。

仕事をやめたいときは、その仕事に愛情をこめて別れを告げ、仕事を引き継ぐ人に喜んでもらえるように心のなかで唱えましょう。あなたが手放したものを求める人がいます。仕事をやめた後もあなたは重要な存在だとおぼえていてください。

仕事に対するポジティブな思考

「私は心を開いて、新しくすばらしい仕事ができる。自分の才能や可能性や創造力を思う存分発揮できる。同僚や上司は大切な存在で、私の仕事を認めてくれるし、尊重してくれる。会社は便利のよいところにあって収入にも満足だ」

仕事場であなたを煩わすような人がいるなら、その人のことを考えるたびに心から感謝してください。私たちは皆、独特な心の癖を持っていますから、気がつかないうちにヒトラーのようにも、マザー・テレサのようにもなりえるのです。職場で難癖をつける人のことは、心あたたかな賞賛に値する人だと考えるようにしましょう。愚痴《ぐち》をこぼす人なら、明るい、傍にいて楽しくなるような人だと考えましょう。陰険な人なら、優しくて思いやり深い人だと考えましょう。その人のいい資質だけを思い浮かべれば、その人はあなたの前ではその通りに振る舞わざるを得なくなります。

例をあげてみましょう。

彼の新しい仕事はクラブでのピアノ奏者で、クラブの主人は人情のかけらもないケチだと有名でした。従業員は彼のことを「ミスター・デス（死神さん）」と陰で呼んでいました。こういう場合はどうしたらいいのかとたずねられ、私はこう答えました。

「どんな人間も中身を見ればいい資質しか持っていません。他の人が何と言おうとあなたには関係ないことです。その主人のことを考えるたびに、心から感謝しなさい。私はすばらしい主人の下で働いていると自分に言い聞かせて、何回も何回もくり返して唱えるのです」

彼は私のアドバイス通りにしました。すると彼は主人から親しげに声をかけられるようになり、いつのまにか特別手当を支給され、他のクラブでも働けるように目をかけてくれるようになったのです。主人のことを悪く言っていた従業員は、相変わらず酷使されるままでした。

いまの仕事は好きだけど給料が少なくて……と思うときは、現在のお給料に心から感謝することにしましょう。現在あなたが持っているものに感謝すると、さらに増やすことができます。もっと豊かになるために、意識を解放しようと自分に言い聞かせましょう。給料が上がるのは、あなたに与えられる豊かさのほんの一部です。私は昇給に値するのだと自分に言い聞かせましょう。理由を考えるまでもなく、あなたは会社にとって貴重な財産であり、会社側はあなたと利益を共有したいと思っているからです。いつも仕事に全身全霊を傾けましょう。そうすれば、あなたをもっと快適な場所に移すときがきたことを宇宙が知るでしょう。さて、問題はあなたの意識です。意識があなたを現状維持のままにするか、よりよい場所に持ちあげるか、それはあなた自身にかかっています。

限りのない人生
満たされ完成された世界
私の独創性と可能性を
思う存分発揮する
いつでも私の労働は求められている
私はいつも引っ張りだこだから
やりたい仕事を選べる
仕事に満足、しかも給料もよし
私は仕事が楽しくてしかたない
私の世界ではすべてがうまくいく

第十二章　成　功

「経験の積み重ねが成功のもと」

まず、「失敗」とはどういうことでしょうか。望み通りにいかなかったときに使う言葉でしょうか。経験の法則は完璧で、欠点がありません。私たちが考えていることは、すべて外にあらわれています。失敗するのは、一段階やり忘れたところがあるか、自分は成功するに値しないという思い込みが内面にあったり、自分を卑下するからに違いありません。

ワープロに向かっているときの私も同じです。間違いを犯すのはいつも私のほうです。コンピューターの法則に従わないからです。まだまだ学ぶことがあるのです。

「一度で成功しなかったら何度でも試す」とよく言いますが、まさにその通りです。ただし、我が身に鞭《むち》打って前と同じやり方で行え、というのではありません。どこを間違えたかを理解して、他の方法で正確にできるまでやってごらんなさい、ということです。

成功の山から成功の山へと渡り歩くのが人間の持って生まれた権利だと私は思います。そうできないのは、その先天的な権限と波長が合っていないか、自分が成功すると信じていないか、自分の成功に気づいていないからです。

しかし、だからといって基準をあまりにも高く設定してしまうと、たとえば現時点ではとても達成できないような基準を設けてしまうと、必ず失敗するでしょう。

子供が歩き方や言葉をおぼえるとき、その子を励まし、ほんのわずかな進歩であっても誉《ほ》めますね。子供はニッコリ笑って、もっと上手にやろうとするでしょう。あなたが新しいことを学ぶとき、このように自分を励ましたりしますか。それとも、おまえは馬鹿で不器用で「劣等」なんだからと言って、もっと難しい課題を出すでしょうか。

女優や男優の多くは、最初のリハーサルで完璧に演じなければいけないと感じます。でも本当は、リハーサルの目的は学ぶこと。これを思い出させるのが私の役目です。リハーサル期間中は間違いながら新しい方法を模索するのです。くり返しくり返し練習することでしか、新しいことを学んで自分のものにしていく方法はありません。どんな分野の専門家でも、莫大な時間を練習に費やしています。

「新しいことは何もやらない。やり方を知らないし、馬鹿だと思われたくないから」と、すべてを拒んでいた時期が私にはありました。皆さんはどうかそのようにならないでください。学ぶことは間違いを犯すことです。これは潜在意識が正しいイメージを結ぶまで続きます。

あなたがどのくらい長いあいだ自分を劣等生だと思い込んでいたかは問題ではありません。いまからすぐに「成功」パターンをつくれるのです。原理に変わりがないのですから、どの分野で活躍するのでもやることは同じです。「成功」の種を蒔《ま》かなければなりません。この種は成長し、大豊作をあなたにもたらします。

「成功」については次のような言葉を使いましょう。

・神からの知恵のおかげで実際に役立つ発想が生まれる。
・手がけたことは必ず成功する。
・誰にでも、もちろん私にも成功する機会がある。
・私の仕事には顧客が大勢いる。
・新たに成功の秘訣を見出す。
・勝者の同好会に入る。
・神がもたらす繁栄に磁石のように吸い寄せられる。
・とてもかなわない夢だと思っていたが、その夢が現実となる。
・どんな富でも手に入る。

・機会はいたるところにある。

このうちの好きな一つを選んで、数日間くり返して言いましょう。それがすんだらもう一つ選んで同様に行ってください。いつもあなたの取りあげた言葉のことばかり考えましょう。実際に成功するために「何をどうやって」したらいいかなどという心配は、チャンスのほうから訪れてくれますから、考えなくてもいいことです。内心の知恵が導くままに従いましょう。あなたは何を手がけても成功するに値する人なのです。

限りのない人生
満たされ完成された世界
私はつくりたもうた力と一体になる
成功の因を内に秘めている
いま成功の言葉が私のなかを流れ
私の世界にあらわれる
導かれるままに行えば何事も成功する
経験を積むごとに学んでいる
一つひとつの踏み石を
成功からより大きな成功へと歩むのが私の道
私の世界ではすべてがうまくいく

第十三章　豊かさ

「いまの私は最高のものを受けるにふさわしい」

「いまの私は最高のものを受けるにふさわしい」この言葉を信じていれば、次のリストは信じる価値もないことになるでしょう。

・金のなる木なんてない。簡単に金儲けなんてできない。
・金は汚らしいものだ。
・金は罪深いもの。
・貧しくても善良であればいいんだ。
・金持ちは悪党だ。
・金をもうけるなんて汚いことで得意になりたくない。

・割のいい仕事なんてない。
・私は金持ちにはなれない。
・収入より出費のほうが多いものだ。
・人生なんて借金の積み重ねだ。
・貧乏人は絶対に貧しさから抜け出せない。
・両親が貧乏だったのだから私も同じだ。
・芸術家は金で苦労するものだ。
・金持ちになるのは人をだますような人間だけだ。
・金持ちになるのはきっとまわりが先で、自分は最後まで取り残される。
・私なんかにそんなにたくさん払ってもらうわけにはいかない。
・私は金持ちになれるほどの人間じゃないんだ。
・預金額の話は誰にもできない。
・誰にも金を貸してはいけない。
・一銭を笑うものは一銭に泣く。
・備えあれば憂いなし。ケチでいるべきだ。
・世のなかはいつ不景気になったっておかしくない。

・金を持っている人間が妬《ねた》ましい。
・お金は汗水たらして働いてようやく手に入れるものでなければいけない。

さて、あなたはこのリストのうちいくつくらい信じているものがあるでしょうか。このような考えを持ったまま、本当に裕福になると思えますか。

きっと馴《な》れ親しんだ言葉ばかりでしょうが、とても狭量な考えです。おそらくあなたの家族のお金に関する観念がそうであったのでしょう。こうした思い込みは、意識して取り去ろうとしない限り離れていきません。豊かさを求めるのならば、あなたの意識からまずその思い込みを捨てなければならないのです。

私にとっての真の豊かさとは、自分自身に好感を持つことからはじまります。自分のしたいことをしたいときにできる身軽さも必要です。金銭の問題ではなく、精神のあり方の問題です。裕福になるのも貧乏になるのも、あなたの頭のなかでつくられた考えが外にあらわれているだけだからです。

豊かさを求めるには

裕福な状態と縁がないと考えていると、富が転がり込んできても、なぜかはねつけてしまうでしょう。次の例を見てください。

私の講義を受けていたある学生は、ずっと豊かさに取り組んでいました。ある晩、ウキウキしながら講義に出てきた彼は、どうやら五〇〇ドル儲かったらしいのです。「とても信じられないよ。なにをやってもダメだったんだからね」とくり返し言っていました。私たちには、その富が彼の意識の変化によるものだとわかりました。

しかし、彼はまだ、自分はこの富を受けるに値しないのではないかと感じていたのです。次の週、彼は足を骨折して講義に出られませんでした。そして、その治療費に五〇〇ドルかかってしまったのです。

彼は自分が「豊かさの方」へ「進む」のが恐ろしくなり、まだ自分を卑下していたこともあって、足を骨折するという形で自らを懲《こ》らしめたのです。

利益を追求するのはいいですが、請求書にこだわるのはやめましょう。お金のない状態や借金にこだわればこだわるほど、その状態がますます悪くなるだけです。

宇宙からは無尽蔵の供給があります。もうわかるはずです。よく晴れた夜に星の数を数えたり、一握りの砂や、枝についている葉や、窓ガラスに張りついた雨のしずくやトマトの種に豊かさがあると。一つひとつの種には、数えきれないほどのトマトを実らせる木を育てる力が秘められています。自分の持っているものに感謝しましょう。そうすればそれが増えていくのがわかるでしょう。

私は生活に関わっているものすべてに感謝しています。私の家、暖房、水道、電気、電話、家具、配管、いろいろな機器、洋服、交通機関、仕事、さらにいま持っているお金、友人、視覚、感情、味覚、触覚、歩行能力、そしてこの偉大なる地球を享受していることに感謝しています。

私たちには不足や自分の限界に対する思い込みがあります。自分を殻《から》のなかに閉じ込めてしまうのです。あなたの思い込みはどんなものでしょう。

他人を救うためだけにお金がほしいのですか。それはあなた自身を卑下しているのと同じです。いまは豊かさを拒んでいませんね。友人から昼食や晩餐《ばんさん》の誘いがあれば、喜んで受けましょう。他人と単なる「取引」をしているのだとは思わないでください。プレゼントをもらったら、気持ちよく受け取りましょう。あなたが使えないものであれば、他の誰かにプレゼントしてあげましょう。あなたを通して動くものの流れを断ち切らないでください。ニッコリ笑って「ありがとう」と必ず言いましょう。そうすれば、あなたが幸せを受け入れる状態にあるのを宇宙に知らせることができます。

新しいもののための部屋

新しいもののために部屋をつくりましょう。アルミホイルに包んで置いてある残りのおかずを全部取り出して冷蔵庫のなかをきれいにするように。それが済んだら次は押入れの掃除。半年以上使っていなかったものは片づけます。一年以上使っていなければ処分です。売るなり、交換するなり、人にあげるなり、焼いてしまうなりしてください。

雑然とした押入れは乱雑な精神をあらわしています。押入れを掃除するときは「私は心の押入れをきれいにしているのだ」と自分に言い聞かせましょう。宇宙は象徴的な行為を好みます。

「宇宙の富は私たち皆のもの」という概念をはじめて聞いたとき、私はそれを馬鹿げた考えだと思いました。

「貧しい人を見てみなさい。私だって見た目は絶望的な貧乏人よ」と独り言を言っていました。「貧困はあなたの意識から生まれる思い込みにすぎない」なんてことを聞くと腹が立つばかりでした。裕福になれないのは自分のせいだと悟ったのはそれから数年後です。「お金が私に寄りつかなかった」のは、自分を「卑下して」豊かさとは「縁がない」人間だと信じていたからなのです。また「私には才能も可能性もない」と信じていたために、「ない」状態に精神がなじんでいました。

お金ほど単純な問題はありません。あなたはこの言葉を信じますか。それとも怒るでしょうか。無関心ですか。それともこの本を投げつけますか。あなたがこうした反応を示したのなら、それはいいことです。あなたの心の奥底に潜む、真実に反発する核心に触れたことになります。その場所から取り組んでいきましょう。いまこそあなたの心を開いて、お金や幸福の流れを迎え入れるときです。

支払いを好きになろう

まず、お金について悩んだり、請求書を恨《うら》めしく思うのをやめなければなりません。できることなら避けたい懲罰《ちょうばつ》のように請求書を扱う人が大勢います。請求書は、私たちに支払い能力を認めるものです。あなたが豊かであると思うから、最初にサービスや品物を提供するのです。請求書が家に舞い込んでくるたびに、私は心から感謝します。小切手を切るたびに軽くキスをします。惜しい惜しいと思いながら支払うと、あなたの元にお金が戻りにくくなります。愛情をこめて快く支払えば、富の自由に流れるルートがあなたに開かれます。お金を友人だと思って扱いましょう。ポケットのなかに丸めて詰め込まないように。

あなたを保証するのは、仕事でも銀行預金でも投資でも夫（妻）でも両親でもありません。森羅万象を創造する宇宙の力と結びつく能力があなたにあるかどうかによります。

私の身体のなかで息づく力と、必要なものをいともたやすく与えてくれる力とが同じものだ、と考えてください。宇宙は惜しまずに潤《うるお》してくれますし、私たちには生まれながらにして必要なものすべてを与えられる権利があります。ただし、それを信じていればの話です。

電話を使うたびに感謝し、私に豊かさと思いやりだけを教えてくれるものだと自分によく言い聞かせます。郵便受けに対する扱いも同じです。私の郵便受けは毎日、お金や、さまざまな友人、相談者、遠方の読者からのラブレターであふれんばかりです。請求書がくれば喜び、その企業が私を信用してくれたことに感謝します。玄関のベルや正面玄関には、我が家にはいいことしか訪れないとわかっているのでやはり感謝します。幸せな人生、楽しい人生を願っていますし、実際にそうなのです。

すべての人のために法則は開かれている

ある詐欺師が、商売を拡大したいために豊かさの講習に訪れました。彼は腕前に自信があり、年に一〇万ドルは稼ぎたいと思っていました。読者の皆さんにお教えしたような考えを話したところ、彼はそれまでの商売をやめ、中国製の磁器への投資をはじめたのでした。そしていまは自宅にいて、彼が育てている磁器の美しさを愛《め》でています。

他人の幸運を喜ぶ

他人が自分よりも潤っているからといって恨んだり妬《ねた》んだり、そんなことでは自分が裕福になるのを遅らせるだけです。他人がどうお金を使おうと、あれこれ難癖をつけるのはやめましょう。あなたには関係のないことです。

人間はそれぞれ自分の意識の法則に従っています。自分の考えだけに集中しましょう。他の人の幸福を喜びましょう。幸福は皆のために豊富にあるのです。

あなたはチップを出すのを嫌がる人ですか。化粧室の掃除夫にチップを払わないくらい傲慢《ごうまん》ですか。クリスマスの時期に、会社やマンションの管理人を無視しますか。必要がない限り、古くなっていく野菜やパンを買っておかない主義ですか。にぎわっている店でしか買い物しませんか。注文するときはメニューに載っているいちばん安いものを頼みますか。

「需要と供給」の法則があります。需要があっての供給です。お金は必要なところへやってきます。どんなに貧しい家族も、葬式ともなればお金をかき集めることができるものです。

心に思い描く——豊かな海

豊かさを意識するからお金が集まってくるのではありません。意識の持ちようで、お金があなたのもとへ流れてくるのです。

もっと理解が深まれば、お金がどんどん入ってきます。

浜辺に立ち、大海原を眺め、この豊かな海を自分のものにできることを知っている——私は、こうした映像を心のなかに思い描くのが好きです。自分の手を見下ろして、どんな容《い》れ物を持っているか見てください。それはティースプーンですか？　それとも指ぬき？　紙コップ、グラス、タンブラー、水差し、バケツ、洗い桶、それともこの豊かな海に連結したパイプラインを持っていますか？　浜辺を見まわしてごらんなさい。大勢の人がさまざまな容れ物を持ってきますが、海は限りなく豊かですから、気にすることはありません。互いに海を奪いあうことはできませんし、どんな方法で取っても、海がカラカラに干上がることはないのです。あなたが持っている容れ物はあなたの意識で、いつでももっと大きな容れ物に取り替えられます。豊かな海を心に描いて、胸の内が大洋になり、無尽蔵の豊かさを与えられる感覚をもっともっと経験してください。

腕を広げる

一日に一回は、椅子《いす》に座って両腕を大きく横に広げます。そして「私は心を開いて宇宙のあらゆる幸いや豊かさを受け入れます」と言いましょう。心が広くなったような気がするでしょう。宇宙は私の意識のなかにあるものを施してくれるだけです。そして意識の中身はいつでも増やせます。宇宙は銀行のようなものです。自分の創造性に気づいて増やしていく精神の預金です。この預金は、瞑想、ヒーリング、ポジティブな言葉です。これらを預け入れるのを日課にしましょう。

お金が増えてもそれだけでは充分とはいえません。お金を楽しみに変えていきましょう。お金があると嬉しいですか。嬉しくないとすれば、どうしてでしょうか。少しずつでも喜びの気持ちを自分のなかに取り入れていけば、いずれ真の喜びになります。先週はお金とおもしろおかしくすごせましたか。どうしてできなかったのでしょう。どんな考えがあなたを躊躇《ちゅうちょ》させるのでしょう。その思い込みを解き放ちましょう。

お金は重苦しく考えるような問題ではありません。少し距離をおいて考えてみれば、交換手段にすぎないのです。お金が必要ないなら、あなたは何をするでしょうか。何を手に入れるでしょうか。

お金に対する概念をもっと柔軟にしなければいけません。私の体験ですが、お金に関するセミナーよりも、性に関するセミナーで講義するほうがずっと簡単なことだと思います。自分のお金への思い込みを指摘されると、人間は烈火のごとく怒り狂います。喉《のど》から手が出るほどお金がほしい人もセミナーに出席しています。彼らのお金に関する思い込みを取り去ろうとすると、彼らは気が狂わんばかりになるでしょう。

「私は変わりたい」「いままでのマイナスにしかならない思い込みをやめる」という考えを古い考えと置き換えて、豊かさの入る余地をつくりましょう。

精神から、「固定収入」という考えを取り去るのです。「自分には一定額の収入しかない」と言い張って、宇宙に制限を加えないでください。給料として与えられる収入はあなたに開かれた一つのルートにすぎないのです。あなたの財源ではありません。宇宙こそがあなたの財源で、すべてはそこから与えられるのです。

ルートは限りなくあります。私たちはそのルートに対して自らを閉ざしていてはいけません。どこから収入を与えられるかわからないので、意識の方で受け入れ態勢を整えておかなければならないのです。道端で一セント硬貨や十セント硬貨を見つけたら、「ありがとう」と財源に言いましょう。ほんのわずかですが、新しいルートが開かれはじめているのです。

「心を開き、新しい収入への道を受け入れる」

「期待どおりの、思いがけないところから幸せが訪れる」

「自由な私は、限りない源泉から様々なかたちでそれを受け取る」

小さくても新しいはじまりに喜ぶ

裕福になることに取り組んでいるときも、自分をどう評価しているかが影響します。ある女流作家が収入を増やす取り組みをしていたとき、彼女は「私はこの仕事でたくさん儲《もう》けるわ」と自分に言い聞かせました。三日後、彼女はよく朝食をとるレストランに行き、仕切り席に座って執筆中の原稿を広げました。すると支配人がやってきて、「あなたは作家でいらっしゃるのではないですか。私のために筆をとっていただけませんか」とたずねました。

支配人は何も書いていないメニューを持ってきて、その上に「おすすめ七面鳥ランチ、三ドル九十五セント」と書いてもらえないかと頼みました。その代わりに朝食をごちそうすると申し出たのです。

この些細な出来事に示されるように、彼女の意識は変わりはじめていました。そして彼女はその後も作品を売り続けていったのです。

豊かさに気づく

豊かさはどこにでもあるのですから、自分も享受していると思いましょう。ニューヨーク市で有名な福音伝道者リバレンド・アイクは、まだ貧しかった頃に高級レストランや高級車やしゃれたブティックの傍を歩くときに、「あれは僕のものだ」と叫んだそうです。素敵な家や銀行、立派な店やショールーム、ヨットに喜びを感じましょう。すべてがあなたの豊かさや楽しみの一部です。あなたが望めば、わかちあえるように意識が働きます。豪華な服装の人を見かけたら、「あの人たちが豊かでよかったじゃない、誰でも豊かになれる」と考えましょう。

これは他人の幸せではなく、自分の幸福を求めているのです。

さらに突きつめると、私たちが所持しているものは何もありません。手元にあるのは一時だけのこと。それは次の人へ渡るのです。数世代に渡って所有する家族もありますが、最終的には他の人に移っていきます。それがこの世の自然なリズムです。自分の元へやってくるものは、いずれ手元を離れていきます。新しくさらによいものを受け入れるために離れていくのです。

誉められ上手になる

お金持ちになりたい人は大勢いますが、その人たちは誉められたいと思っていません。「スター」を夢見ている女優や男優の卵を知っていますが、彼らは人から誉められるとすぐにその人に媚《こ》び、ぺこぺことへつらいます。

誉められることは豊かさをプレゼントされることです。素直に受け取ればいいのです。小さい頃、母に、誉められたりプレゼントをもらったりするときはにっこり笑って「ありがとう」と言うのですよ、と教わりました。これは私の生涯を通じての財産です。

誉められたら、お返しに誉め返しましょう。すると相手はプレゼントをもらったような気がします。こうして引き続き幸せが流れていきます。

毎朝起きたときに、新しい日を経験できることに喜びを持ちましょう。生きていること、健康で、友人がいること、創造力がある、自分が生命の喜びの証であることに喜びましょう。崇高な意識を持って生きましょう。自分が浄化されていく過程を楽しみましょう。

限りのない人生
満たされ完成された世界
私はつくりたもうた力と一体になる
宇宙から流れる豊かな富を享受しよう
いつの間にか望みがかなっている
神に導かれ守られ
ためになることを選ぶ
他人の成功を喜ぼう
誰にでも与えられるのだから
少しずつ豊かさが意識のなかに広がっていく
すると少しずつ収入も多くなる
幸せはどこからでも誰からでもやってくる
私の世界ではすべてがうまくいく

第十四章　身　体

「身体からのメッセージを逃さない」

いわゆる「病気」というものは、私たち自身でつくっています。身体も私たちの人生と同様に、心のなかで考えたり信じていることを映し出す鏡です。身体はいつも私たちに語りかけています。私たちが聞く耳を持てばわかることです。体内の一つひとつの細胞が、あなたが考え話すたびに応答しているのです。

長いあいだ同じ考え方や話し方をしていると、体の動きや姿勢、体調に影響を及ぼします。いつ見てもしかめっ面の人は、楽しくて心のあたたまる考えなど持ちあわせていません。老人の顔や身体には、生涯を通しての思考パターンがはっきりとあらわれています。年をとったときのあなたはどんなふうになっているでしょうか。

この章では、身体に病気をもたらすと思われる思考パターンと、健康を取り戻すための新しい思考パターンやポジティブな考えを紹介します。私の著書『ヒール・ユア・ボディ』からのリストに加えて、一般的な症状も新たに載せています。どうしてそのような問題をつくり出しているのか、参考になれば幸いです。

精神的パターンが同じだからといって、必ずしも誰にでもあてはまるとは限りません。しかし、病気の原因を探し出す手がかりにはなります。代替医療に携わる人の多くは、『ヒール・ユア・ボディ』を用いています。彼らの患者についていえば、その病気は精神的な原因が九〇〜九五パーセントを占めているのです。

「**頭**」は私たちを意味します。その人間を象徴するものです。ふつう、その人の頭がその人柄を判断する基準になります。頭部に問題がある場合、「自分」の何かがおかしいと感じているはずです。

「**頭髪**」は強さを意味します。緊張したり脅《おび》えたりすると、肩の筋肉が凝《こ》りはじめ、頭上や目のまわりまで痛むことがありますね。頭皮が緊張すると、髪の根元にある毛包《もうほう》が強く圧迫されて呼吸ができなくなり、髪が抜け落ちていくのです。緊張状態が続くと頭皮は緩《ゆる》まなくなり、従って毛包はかたくなったままですから、そこから新しい毛が生えなくなります。その結果、どんどん髪が薄くなっていくことになります。

薄毛に悩む女性は、緊張とフラストレーションを伴う実業界に女性が進出してから増えています。

私たちがその存在をあまり知らないのは、女性用の鬘《かつら》の品質がよいので見た目にそれとわからないからです。残念なことに、男性用の鬘はなかなかそうはいかないのですが……。

緊張しているということは強くない証拠です。弱いのです。リラックスして自分を中心に据《す》えましょう。心が休まっていれば、本当に強く安全でいられます。もっと身体をリラックスさせるといいですね。頭皮のリラックスが必要な人はあなたが思うよりたくさんいます。

いまから頭皮に向かってリラックスを呼びかけましょう。いままでと違ってきましたか。頭皮がリラックスしているのが感じられるようになりましたか。いつも気をつけて、頻繁にリラックスすることをおすすめします。

「耳」は聴く力を意味します。聴力とはちょっと違います。耳を患うのは、たいてい耳をふさぎたくなるようなことがまわりで起こっているからです。耳痛は聞いたことに対する怒りを示しています。

耳の痛みを訴える子供は驚くほどたくさんいます。家庭内で、聞きたくもないことを聞かされ続けているからです。子供が怒ったり声を荒げたりするのをとがめる家庭は多いと思います。そんな環境だと子供は耳から入ってくる怒りを表現できず、代わりに耳の痛みが起こるのです。

難聴は長年にわたって続く、誰にも耳を傾けたくないという思いから生じています。耳を患っている人には、たいていおしゃべりな相手が隣にいるのを知っていましたか。

「**目**」は視力を意味します。目を患っている場合、たいてい自分自身や人生、過去、現在、未来から目を背《そむ》けたい願望があります。

小さな子供が眼鏡をかけていると、家庭のなかで見たくないものがあるのだなとわかります。家庭環境が変わらない限り、その子は一点に集中してはっきりと見ようとはしないでしょう。

自分から過去を遡《さかのぼ》る気になり、想像以上に視力が回復した人が大勢います。眼鏡をかける一、二年前には目を背けていたことに対して、きれいさっぱり取り除く気持ちになるからです。

あなたは、たったいま起こっていることを否定したいのですか。何を直視したくないのでしょう。現在を見るのが怖いのですか。それとも未来を想像するのを恐れているのですか。視力が完全に回復したら、何が見えるようになるのでしょう。あなたのしていることが見えますか。

質問の意味をよく考えてください。

「**頭痛**」は自分を卑下することが原因です。今度頭痛が起こったら、あら探しをいったんやめて、自分が悪いと責める気持ちがどこからどうして出てきたのか、心を探ってみましょう。そして、あなた自身を許すのです。そうすれば頭痛は元の無の状態へとしだいに戻っていきます。

偏頭痛は完全主義者に多く、彼らは無意識のうちに自分自身にひどいプレッシャーを加えています。そして一様に抑圧された怒りを持っています。面白いことに、偏頭痛を感じたときにすぐマスターベーションを行うと、ほとんどの場合痛みが緩和します。性的に解放されると、緊張や痛みがしだいに薄れていくのです。マスターベーションは気が進まない、とおっしゃるかもしれませんが、試してみる価値はあります。損はしません。

「鼻」に問題があるときは、顔の正面や鼻の間近に不快を感じます。身近にあなたが疎《うと》む人がいることを意味します。あなたは押さえつけられているように感じていませんか。

そのような状態をつくり出したのは自分自身であることを忘れてしまいがちですが、そうすると欲求不満を他人のせいにしてしまい、あなたの持つ変える力を失います。心のなかで考えているのは「私たち自身」なのですから、人、場所、物のいずれも私たちを押さえつけることなどできません。私たちは心のなかで経験や現実や他人を創造しています。心が平和で落ち着いた状態ならば、生活にもその状態があらわれます。

「首」や**「喉《のど》」**は多くの「事柄」が通る部分です。首は柔軟な考えを意味します。首に問題がある場合は、たいてい自分の概念に固執していますから、問題の側面や相手の観点に目を向けることが必要です。

首にコルセットをつけている人を見ると、非常に独善的で、問題の側面に意地でも目を向けない人であることがわかります。

家族療法の名セラピストであるバージニア・サティールは、ある「馬鹿げたリサーチ」を行ったそうです。食器の洗い方が何通りあるか調べたのです。その結果、食器洗いには二五〇通り以上の洗い方があるのを発見しました。洗っている人や洗っている食器の種類によって微妙な違いが出てくるのだそうです。人生も同じように多様なものです。「この方法しかない」とか「この見方しかない」と思い込んで身動きがとれなくなると、あらゆる可能性から閉ざされることになります。喉《のど》は自由に意見することを意味します。たとえば「ほしいものを求め」たり、「自己主張」などをそのまま言葉にすることです。ふつう喉に問題がある場合、その人には、自由に話していいのだろうかとためらう遠慮があります。自分の言葉が自己弁護をしているようで居心地が悪いのです。

喉の痛みは、いつも怒ることからきています。風邪をひくのは、精神的に混乱しているからです。喉の炎症は、言葉が出てこないほどの激しい怒りです。

喉はまた、身体のなかを流れる創造性をも意味します。私たちは喉で創造力を発揮します。その創造力が途絶え砕かれたときに、喉に問題が生じます。他人のために生きている人が大勢いますね。そういう人は、母親、父親、妻や夫、恋人、上司を喜ばせるために生きています。自分のしたいこととは縁がありません。**「扁桃炎」**や**「甲状腺」**機能に異常がみられるのは、自分のしたいことができずに創造力が打ち砕かれているからです。

エネルギーの中心は喉にあり、（ヨーガ哲学の）五つ目のツボにあたります。ここで変化が起きます。変化に抵抗したり、変化の最中だったり、変わろうと努力しているときは、喉が非常に活発になっています。他人が咳をしているときに注意したことがあるでしょうか。咳をする直前にその人は何を言いましたか。何に対して反応したのでしょう。反発や依怙地《いこじ》になっていることを示しているのでしょうか。それとも変化の過程をあらわしているのでしょうか。ワークショップでは、咳を自己発見の道具として用います。咳をするたびに喉に手をあててもらい、大声で「私は変わりたい」「私は変わろうとしている」と言うようにしています。

「**腕**」は、人生の経験を喜んで受け入れられるかを意味します。二の腕は受け入れる容量、肘《ひじ》から下は受け入れる能力と関係があります。関節のなかには過去に抱いていた感情が蓄えられていて、肘には柔軟に方向を転換する意味があります。あなたは人生の方針を柔軟に変えられますか。それとも過去の感情があなたを一点に留めて離さないのでしょうか。

「**手**」とは、何かを握りしめ、保とう、留めようとすることを意味します。指の間から物がすり抜けても気にしない人もいれば、逆になかなか手放さない人もいます。器用な人、けちな人、気前のいい人、一銭でも惜しむ人、不器用な人、人それぞれですが、すべて手が関わっています。手を差し伸べて施したりもしますね。私たちは自己をその手に掴《つか》んでいなければ、何事もコントロールできません。

柔らかな手や節くれだったかたい手などいろいろですが、節だらけの手は、考えすぎや批判が原因です。手をぎゅっと握りしめるのは、恐れがあるからです。失うのではないか、決して自分のものにならないのではないか、軽く持っているとどこかへ行ってしまうのではないかと恐れているのです。

つきあいにくいと思われてしまったら、相手は愛想をつかして逃げてしまいます。きつく握りしめた手には、新しいものが入る余地がありません。手首をやわらかくして握手をすると、ゆったりとした解放感を味わえます。

どのような手を持っているにせよ、それはあなたの一部です。リラックスしましょう。

「**指**」にはそれぞれ意味があります。指に問題があるとき、どこをリラックスさせるか、何を手放したらいいかよくわかります。人差し指を切ってしまったとすると、その状態のどこかに、あなたのエゴから生じた怒りや恐れがあるでしょう。親指は精神と関係があり、心配を意味します。中指はセックスと怒りに関係があります。腹立たしいときに中指を握ってごらんなさい。しだいに落ち着いてきます。男性に対して腹を立てているときは右の中指を、女性に対してなら左の中指を握ります。薬指は結びつきと深い悲しみをあらわしていますし、小指は家族や偽りと関係があります。

「**背骨**」はサポートをあらわします。背骨に異常があるのは、たいてい支えとなるものがないと感じるからです。私たちは、仕事や家族や夫、妻だけに支えられていると考えがちですが、実際は宇宙や人生そのものにも支えられて生きています。

背骨の上部分は、情緒不安定と関係があります。夫、妻、恋人、友人、上司に理解されていない、自分の支えになってくれないと感じていますね。

背骨の中部分は、罪の意識と関係があります。良心の呵責《かしゃく》はすべて私たちの後ろにあります。あなたは背後を見るのが怖いですか。それとも背後に何か隠しているのでしょうか。後ろめたい気がしますか。

あなたには喪失感がありますか。あなたの経済状態は悪いですか。お金のことが心配でたまりませんか。そういうあなたは、背骨の下部分に支障をきたしているのかもしれません。お金がないとき、お金に脅《おび》えているときにこの部分を患います。この場合、金額の大小はまったく関係ありません。

生きていく上で欠かせないものはお金、お金なしでは生きていけないと思っている人が大勢います。しかし実際は違います。もっと重要で大切な、これなしでは生きていけないものがあります。

それは、呼吸です。

空気ほど貴重な物質はありませんし、それなしでは生きていけません。しかし、息を吐いて、次に吸う空気に困らないことがあたり前になっています。私たちは、仮に息をしなければ三分も持たないでしょう。とすると、私たちをつくりたもうた神（パワー）から寿命までの呼吸を与えられているとしたら、私たちが生きていく上で必要な空気以外のものももちろん与えられていると信じられるのではないでしょうか。

「**肺**」は生を取り入れ、出すことができます。肺に問題があるのは、生を取り入れるのが怖いからです。あるいは、思う存分生きてはいけないと思い込んでいるからかもしれません。

これまで女性は息をひそめて生きてきました。第二級市民のように、生活空間をもつ権利も、ときには生きる権利さえも取りあげられているのだと思い込んでいました。しかし、今日ではまったく違います。女性は社会の一員として自分の空間を持ち、息を深く胸いっぱい吸い込んでいます。

スポーツの分野で活躍する女性を見ると嬉しくなります。女性は昔から野良仕事に出ることはありましたが、私が知る限り女性がスポーツをするようになったのは歴史上近代がはじめてだと思います。優美な肉体の躍動を見られるのはすばらしいことです。

肺気腫やたばこの吸いすぎは、生を拒んでいることです。存在価値がないという感情を心の奥底に隠しています。がみがみ叱っても喫煙の習慣を正すことはできません。土台となっている思い込みを変えていかなければなりません。


「乳房」は母性を意味します。ここに問題が生じるのは、人、場所、物、経験に対して、「異常な母性」を持つからです。

母親には子供を「養う」役目もあります。しかし、独り立ちさせる時期をよく知っておかなければなりません。過保護にして子供と他の人との関わりを妨《さまた》げていたら、子供は自分自身の経験にどう取り組んだらいいかわからなくなります。「威圧する」ような態度をとると、状況によっては育つものも育たなくなります。

ガンは、根深い恨《うら》みとも関係があります。恐れを解いて、誰の心のなかにもある宇宙を司る智の神の存在を知りましょう。

「**心臓**」は当然のことながら愛情を、血液は喜びを意味します。心臓は、身体じゅうに喜びが行き渡るように、せっせと血液を供給します。私たち自身が喜びや愛情を拒むと、心臓は縮んで冷たくなります。そして血液の流れが悪くなり、「貧血症」「狭心症」「心臓発作」を患うのです。

心臓の方から私たちを「襲う」ことはありません。心臓に疾患を持つ人は、メロドラマや映画に夢中になるあまり、日常にも小さな喜びがあるのを忘れています。それが数年かけて心臓からすべての喜びをしぼり取り、苦痛のうちに倒れてしまうのです。心臓発作を患う人に喜びに満ちた人はいません。人生に喜びを持とうとしない限り、病気が再発する日がくるでしょう。

美しい心、冷酷な心、おおらかな心、腹黒い心、愛らしい心、あたたかな心、いろいろありますが、あなたの心はどうですか。

「**胃**」は新しい考えや経験を消化してくれます。あなたが消化できないものはありますか。消化できない人はいますか。腸までたどり着いたものは何でしょう。

胃が悪いのは、新しい経験をどのように自分のものにしていいかわからないからです。怖がっているのです。

民間用に飛行機が普及しはじめた頃のことを記憶している方もいると思います。金属の大きな筒のなかに入り、大空を通って私たちを安全に運ぶ、という考えはそれまでなく、なじみにくいものでした。

どの席にも嘔吐《おうと》袋がついていて、ほとんどの人が使っていました。できるだけ慎重に袋のなかに戻して包んでは、客室乗務員に渡したものです。客室乗務員は通路を行ったりきたりしながら、袋をかき集めていました。

数十年後のいまは、どの席にも嘔吐袋があるのは同じですが、めったに使う人はいません。飛行という考えに私たちが慣れたのです。

「**潰瘍**」は恐れに他なりません。「自分が役立たずである」ことに極端に恐れを抱くのです。両親にとっていい子供でなかったり、上司にとっていい部下でないことに脅えています。自分自身の存在を消化できず、腸が裂けても他人を喜ばせようとするのです。そういう人は、重要な仕事に就いていても自尊心が低く、そんな自分の正体がばれるのを恐れています。

この場合、愛情がそれを解く鍵となります。自分を愛し受け入れている人は潰瘍になりません。心のなかの子供に優しく誠実であってください。小さい頃に望んでいた支えや励ましをその子供に与えましょう。

「**性器**」ほど、女性なら女らしさを、男性なら男らしさをあらわしているものはありません。男性の本質を、女性の本質をあらわしているとも言えるでしょう。

男であること、女であることが苦痛であったり、性行為を拒んだり、不潔で罪深いと思って自分の身体に対して拒絶反応を示す場合は、性器の辺りに問題があります。

家庭内で、性器やその機能について正しい名称で話しあって育った人に、私は出会ったことがありません。ほとんどの人はなんとなくそうした言葉を知って育ったのです。あなたの家庭ではどのような言葉を使ったかおぼえていますか。たとえば「下の方」といったおとなしい言い方だったかもしれません。いかにも不潔で気持ち悪いことについて話しているような感じですね。そうです、私たちは足と足のあいだのことを話すのは淫《みだ》らなことと信じて大きくなりました。

数年前に性革命が起こりましたが、ある意味においてはいい傾向だったと思います。古めかしいとりすました偽善から離れたからです。多くのパートナーを持ったり、男性も女性も一夜限りの情事を許される風潮ができました。夫婦のスワッピングもオープンになりました。多くの人が新しい開放的な方法で、自分の身体に感じる快感を楽しみはじめることになりました。

しかし、そんな風潮にもかかわらず、セルフ・コミュニケーション協会の創立者であるローザ・ラモンドが提唱する「ママ・ゴッド」に取り組もうと考えた人はほとんどいません。あなたが三歳のときに母親から聞いた神の話は、意識的に取り除かない限り、いまでもあなたの潜在意識に残っています。その神は怒れる復讐神でしたか。セックスについてどう思っていましたか。幼少の頃に培われた性行為や身体に対しての罪悪感があるのなら、自分を戒めるのも当然です。

「**膀胱**」「**肛門**」「**前立腺**」「**陰茎**」に問題がある場合、それに「**膣炎**」などもそうですが、みんな同じことからきています。身体について偏見を持っていたり、その機能を矯正しようとするのが原因です。

身体のどの器官も独自の機能を持ち、生命のすばらしさを表現しています。肝臓や目が不潔だとか罪深いとか思う人はいません。それなら、私たちの性器をどうしてそう思うようになったのでしょう。

肛門は耳と同じくらい美しいものです。肛門がなければ排泄物を体外に出せませんし、出さなければすぐにでも死んでしまうでしょう。私たちの身体のどの部分も、どの機能も完全で正常で自然で美しいのです。

性問題を抱えた相談者には、直腸、陰茎、膣に対して愛情を持ち、その機能や美しさを認めさせることからはじめます。そういう考えは嫌だとうんざりしたり、なぜそんな器官に愛情や認識を持たなければいけないんだと腹を立てるのなら、どうしてそう思うのか自問してみましょう。あなたの身体の一部を否定するように教えたのは誰ですか。神でないことは確かです。私たちの生殖器は、身体のなかでも私たちに最上の喜びを与えてくれる器官です。それを否定するのは、自分に苦痛や罰を加えるのと同じです。セックスはただ良いのではなく、壮麗ですばらしいのです。性行為は空気や食物と同様に自然なのです。

しばらくのあいだ、果てしなく広い宇宙を心に思い浮かべてみましょう。私たちには理解できない広さです。科学の権威が最新の装置を使ってみたところで、とうてい測れるものではありません。その宇宙のなかにたくさんの銀河があります。

そのなかの小さめの銀河、はるかかなたの端の方にあるのですが、そこにちっぽけな太陽があります。そのまわりを針の先ほどの点がいくつか回転しており、そのうちの一つが地球です。

この宇宙をつくりたもうた全知全能の存在が、雲の上に座っている小さな老人だなどとはとうてい信じられません。しかもその存在が私の性器を監視しているなんて、馬鹿げています。

でも、子供の頃にそう教わった人は大勢いるでしょうね。

その教えが私たちを支えたり高めるどころか、逆に愚かで遅れた考えであるならば、ぜひとも捨て去らなければなりません。神の概念は、私たちのためになるものでなくてはならないと私は強く感じています。世界にはさまざまな宗教があります。いま信じている宗教が、おまえは罪深く虫けら同然だと説くならば、他の宗教に改宗しましょう。

私は、さあ皆さん、いつでもフリーセックスを楽しみましょう、と主張しているのではありません。まったく無意味な規則があるから、その規則を破ってもっともらしく偽善者ぶる人が出てくるのだ、と言いたいのです。

人間から性的罪悪感を取り除いて自分自身を愛し尊ぶことを教えれば、この上ない幸福と最高の喜びで自分にも他人にも接することができるようになるでしょう。いま性問題が非常に多いのは、自己嫌悪のあまり自身や他人をないがしろにするからです。

学校で性のしくみを教えたところで充分ではありません。さらに奥に踏み込んで、人間の身体、性器、性行為を喜びの対象として教えなければなりません。自分自身や身体を慈しむ人は、自分や他人を虐待しないと私は心から信じています。

「**膀胱**」に問題が生じるのは、たいていパートナーに「腹が立つ」からです。女らしさや男らしさに関わる何かに憤りを感じているのです。女性のほうが痛みを隠す傾向があるからか、男性に比べて膀胱障害が多いようです。

「**膣炎**」は、愛しあっているときに相手に傷つけられるとたいてい患います。男性の「**前立腺**」障害は、自分に自信があるかどうかに密接に関わっています。年をとればとるほど、自分が男でなくなっていくと思うのでしょうか。「**インポテンツ**」には恐怖が、ときにははじめての相手を恨んでいることが関わってきます。「**不感症**」になるのは、恐れを抱いたり、快感を味わうのはいけないと信じているからです。自己嫌悪が原因のこともあり、パートナーが無神経だと症状はますます悪くなります。

いまでは流行病になった月経前症候群は、マスコミの宣伝とともに広がっています。こうした宣伝は、女性の身体はよほどきれいに洗い清めないと受け入れがたいものである、という考えを家庭に叩き込んでいます。女性が才能を発揮しはじめると、女性の営みはとうてい受け入れられないものだとひどく攻撃されます。その結果、今日の砂糖の莫大な消費量と結びついて、月経前症候群が育つ肥沃《ひよく》な地盤ができあがったのです。

女性の営みは、月経や閉経を含むすべてが正常で自然です。このことは当然のこととして受け入れなければいけません。女性の身体は美しく尊く神秘的なのです。

「**性病**」は、ほとんどの場合、性に関して罪の意識があるから生じます。情欲は見せてはいけないもの、という感情が潜在的にあるからです。こうした病気にかかっている人には多くのパートナーがいますが、心身の免疫系が弱っている人しか発症しません。これに加えて最近、異性間パートナーのあいだで「**ヘルペス**」が増えています。この病気は再発をくり返しますが、原因は「自分を悪い人間」と考えて「罰する」からです。ヘルペスは気が動転しているときに突然再発する傾向があります。こうしたことからも学ぶことがたくさんあるでしょう。

さて、次に同性愛の社会を同じように見ていきましょう。ゲイもまったく同じ問題を抱えていますが、さらに彼らを指して「悪い」と言う人が大勢います。両親に咎《とが》められることも日常茶飯事ですが、これは背負っていくには重い重い荷物です。こんな状況で自分自身を愛するのはとても難しいことです。彼らが自分たちを罰するために選んだ恐怖が「**エイズ**」です。

異性同士の社会では、若さを誉め讃える風潮に煽《あお》られて、多くの女性は老いに対して恐怖を抱いています。男性の方は、老いても品のよい紳士になりますからそれほど切実ではありません。男性は年をとると敬意を表されることが多いですね。

同性愛は、若さと美しさを異常なほど強調する社会です。最初は誰にでも若さがあってスタートは一緒ですが、美の基準に達している人はわずかです。肉体美が強調されるあまり、内心の感情はまったく顧《かえり》みられません。若くもなく美しくもなければ話になりません。人柄ではなく、肉体に重きが置かれるのです。

このような考え方は、同性愛文化にとって不名誉なことです。「ゲイは劣っている」と言っているのと同じことです。

老いに対して恐怖を抱くゲイが大勢いますが、これはゲイのあいだでも風あたりが強くなるためです。年をとるよりも死んだ方がましなのです。そして「エイズ」はその死をもたらす病です。

年をとると「自分は誰にも望まれない」と感じてしまう人が多すぎます。結局、自己破壊の道を選び、破滅的な生活を送ってしまうのです。ゲイのたまり場になる発展場の問題や、批判ばかりする、他の人に近づきたがらないなどの傾向は、彼らのライフスタイルや考えや態度の一部をあらわしているだけにすぎませんが、不気味で、恐ろしいもののように思われるでしょう。そこにあらわれるエイズもまた不気味な恐ろしい病気なのです。

このような態度や行動パターンには、どんなにオーバーにふるまっても、心の奥底に罪悪感があります。おどけた行為は楽しいですが、やり手にも受け手にとっても非常に破壊的な行為です。他人と親しくなるのを避けることにつながります。

私は誰にも罪を負わせようと思っていません。しかし、愛情と喜びと尊敬に囲まれた生活に移行できるように物事を見据えなければなりません。五十年前、ほとんどのゲイは隠れた存在でしたが、現在は社会のなかで仲間同士寄り集まって、開放的に生きています。ですが、残念なことに、自らがつくり出したライフスタイルの大部分がゲイ仲間に苦しみを与えることになりました。ふつうの人のゲイに対する偏見は嘆かわしいものですが、ゲイ同士での批判は悲劇です。

昔から女性に比べて男性はずっと多くのセックス・パートナーに恵まれています。男性同士が寄りそえば、当然性交も多くなります。それはそれでよいことです。浴場は、心の通った性行為である限り、欲求を満たす格好の場所です。自尊心を満たす欲求が強いために多くのパートナーを持ちたがる男性もいます。こういう人は、行為自体を楽しみません。

パートナーを数名持っていたり、アルコールの助けを借りたり、気晴らしに「時々」スパイスを用いるのは悪いことだとは思いません。しかし、毎晩薬を常用したり、また日に数名のパートナーを持つことでしか自信を持てないのならば、自分を高めることなどできないでしょう。精神的な変化が必要なのです。

いまから、非難するためではなく、自分を確立するために心の浄化に努めましょう。過去の抑圧から立ちあがらなければなりません。私たちの生きる姿は、神聖で崇高なものです。そのことをいまから求めていきましょう。

「大腸」は手放す能力を意味し、必要でないものを外に出しています。生命には正確なリズムや営みがありますから、身体は、体内に摂取するもののバランス、吸収、排出が必要です。老廃物の排出を妨げるのは恐れだけです。

実際、便秘症の人はけちでないにしても、充分に満たされていると信じていません。苦痛を伴っても、過去との関係を断とうとしません。何年も押入れに入れっぱなしの洋服は、またいつか着るかもしれないと思うために捨てられないでいます。重圧を強いられるつまらない仕事でも、いざというときの蓄えがないといけないと言ってやめません。

でも、私たちは昨晩の残飯を漁って今日の食事を用意したりしませんね。「必要なものはいつでも与えられる」と、人生の成り行きを信じて生きましょう。

「脚」は私たちを前に導いてくれます。脚に支障があるのは、ある方向に前進するのが怖かったり、前に進む気になれないからです。走ったり、ひきずったり、こそこそ歩いたり、X脚や内股の人もいるでしょう。

大きくて太すぎる太ももは、幼少の頃の恨みに満ちて怒っています。また、何もしたくないと思うとき、脚に軽い症状があらわれます。**「拡張蛇行静脈」**は、嫌いな仕事や立場に就いていることを意味します。静脈に喜びが流れないからです。
あなたは自分の行きたい方向へ進んでいますか。

「**膝**《ひざ》」は、首と同じように柔軟性に関係しています。ただ、膝の場合は、曲げること、プライド、エゴ、強情だけをあらわします。前に進むときに怖くなって膝が曲がらないことはありませんか。つまり、自由がきかなくなるのです。これでは関節がかたくなってしまいます。前には進みたいが、やり方は変えたくないという思いがあるのです。膝の治療に時間がかかるのは、エゴが関わっているからです。くるぶしも関節ですが、痛めても治りが早いものです。膝が治りにくいのは、プライドや思いあがりが関わってくるからです。

今度膝に支障をきたしたときは、自分のどこが思いあがっているのか、曲げたくないと思っている部分はどこか、自問してみましょう。意地を張るのはやめましょう。人生は流れ、動いていきます。素直に人生とともに動くようでなければ居心地《いごこち》はよくありません。柳の木は風が吹くとたわみ、揺れて流れます。その優美でゆとりがあるさまを人生に取り入れてください。

「**足**」は理解力と関係があります。私たち自身や人生について、過去、現在、未来に対して理解しているかどうかをあらわしています。

年をとると、歩行が難しくなります。ひがみっぽくなり、行き場がないと思うことがあるでしょう。子供なら楽しそうにとびはねながら歩くものですが、老人になると、いやいや動いているかのように足を引きずって歩いています。

「**皮膚**《ひふ》」は個性を意味します。皮膚に問題を生じるのは、ふつう何らかの形で個性が脅《おびや》かされているように感じるからです。外から威圧されているように感じていますか。私たちの皮膚は薄く敏感です。皮膚のすぐ下は神経で、すぐに苛々《いらいら》したり苦しめられたりします。

皮膚病を治す一番の近道は、「自分の存在を認める」と心のなかで言いながら自分を高めていくことです。日に数百回はくり返し、自分を変える力を取り戻しましょう。

「**事故**」は偶然ではありません。私たち自身で創造しています。別に「事故に遭いたい」と言っているわけではないのですが、思考パターンのなかに事故を引きつけるものがあるのです。「事故を起こしやすい」人もいれば、かすり傷一つ負わずに一生を終える人もいます。

事故は怒りのあらわれです。自己主張できない自分に苛立《いらだ》っているのです。事故は権威に対する対抗でもあります。気がおかしくなりそうな怒りで他人に危害を加えたくなるのですが、その打撃を被《こうむ》るのは私たちの方です。

自分に憤慨したり、罪の意識を感じたり、罰しなければならないと思うときほど事故に遭いやすくなります。

事故に遭っても自分の責任ではなく、気まぐれな運命にもてあそばれた無力な犠牲者のように思えるかもしれません。事故に遭うと、まわりから同情や注目が寄せられます。傷の手当てを受け、長いことベッドにくくりつけられることもあります。そして痛みも——それらすべてを自分が求めているのです。

身体のどの部分に傷を受けるかで、人生のどの部分に罪悪感を持っているのか手がかりを得られます。どの程度損傷するかによって、懲罰の種類やその期間がわかります。

「拒食症」と**「過食症」**は生を否定する、自己嫌悪の最たるものです。

食物は最も基礎的な栄養です。どうして自分に栄養を与えたくないのでしょう。どうして死に急ぐのですか。人生からとにかく逃れたいと思うほど嫌な目にあっているのですか。

自己嫌悪は、自分に対して抱いている考えを嫌っているだけです。考え方は変えていけるはずです。

あなたの何がおぞましいのですか。家庭で厳しい躾《しつけ》を受けて育ったからですか。口うるさい教師がいたからですか。小さい頃「自分はなにもできない人間」と決めつけていたからですか。ありのままの自分がどうして愛され受け入れられないのだろうという疑問に、私たちはよく「納得のいく」理由を見つけ出そうとします。

ファッション業界が、痩せた体型に関する極端な賛美を植えつけたため、「私はあまりスリムじゃないから魅力がない」と思い込んでいる多くの女性は、自分の身体に自己嫌悪を集中させてしまいました。「もう少し細かったら、まわりから愛されるのに」と言う人もいます。こんな考えは何の役にも立ちません。

外から得られるものはないのです。解決の鍵は、自分を認めて受け入れるところにあります。

「**関節炎**」は、批判精神が旺盛だとかかる病気です。最初は自己批判からはじまり、だんだん他人を非難していくようになります。関節炎を患っている人は、批判する材料を自分に引きつけます。いつでもどんな状況でも「完全主義」でなければならないのです。

この地球上で、「完全な」人を知っていますか。私は知りません。わずかでも相手にされたいために、「超人」にならなければいけないという基準を設けたのはどうしてでしょうか。これほど「自分は無能だ」という考えを強調した表現はありませんし、背負って生きていくには重すぎる荷物です。

「**喘息**《ぜんそく》」は「息苦しい愛」と呼ばれます。呼吸をしてはいけないという気持ちがあなたのなかにあるのです。喘息の子供は、「善悪の観念が発達しすぎている」ことがよくあります。何か悪いことがあるとすぐに罪の意識を感じ、自分を「卑下する」ので、罪悪感を持って自分を懲《こ》らしめずにはおれないのです。

環境を変えると喘息が改善される場合があります。特に家庭がうまくいっていないときに効果があります。

喘息は、たいてい成長するとなくなる病気です。親元から離れた学校に入ったり、結婚したり、何らかの事情で家を離れれば、自然と治癒する病気なのです。しかし、大人になってから心のなかにある懐かしいボタンを押してしまい、再び喘息になることもあります。これは、現在の状況に対応できず、幼年期の生活を求めてしまうからです。

「はれもの」「火傷《やけど》」「切り傷」「熱」「ただれ」「炎症」は、体内の怒りをあらわしています。怒りは、押さえ込もうとしても何らかの方法であらわれてしまいます。このような感情はあなたのなかに溜まっていますが、取り去らなければなりません。怒ることが自己破壊に繋がるのではないかと私たちは心配しますが、「私は怒っている」と叫べば、簡単に怒りを取り去ることができます。もちろん上司の前でそんなことは言えませんが、ベッドを叩いたり、自動車のなかで叫んだり、テニスをして発散することはできます。こうすれば人に迷惑をかけずに身体から怒りを取り去ることができます。

信心深い人は、怒ることは「いけない」ことだと信じています。私たちも鬱憤《うっぷん》を晴らすための非難をやめることに取り組んできました。しかしその境地にいたるまでは、まず、現在自分がどう感じているかを認識する方が精神的にいいのです。

「ガン」は、長いあいだに根づいた深い恨みによって生じ、身体を蝕《むしば》むまで続きます。幼少の頃信頼を裏切られたことで生じる場合もあります。こうした経験は一生忘れられず、自己憐憫《れんびん》を抱えてしまい、人とうまくつきあえない、つきあってもいい関係が長く続かない生き方になります。このような思い込みが身についてしまうために、人生は失望の連続だと思うようになるのです。望みを絶たれ、救われようもない虚しい気持ちにとらわれ、問題が起きるとすぐ他人のせいにします。また、ガン患者は非常に自己批判的でもあります。私の場合、自分の愛し方や受け入れ方がガン治療の鍵を握っていました。

「**太りすぎ**」は、保護を必要としていることを意味します。中傷、侮辱《ぶじょく》、批判、虐待、性行為、セックス目的に言い寄られること、一般的な恐怖から個人レベルの恐怖まで、さまざまなものからの保護を必要としています。あなたにあてはまるのはどれでしょうか。

私は太っていませんが、身に危険を感じたり不安だったりすると一～二キロ体重が増えることが、ここ数年でわかってきました。脅《おび》える原因がなくなると、いつの間にか体重が元に戻っています。

脂肪と戦うのは時間とエネルギーの無駄です。ダイエットをしても効果がありません。やめたとたんにすぐ体重が戻ってしまうでしょう。あなたは心の偉大さを知っているのですから、あなた自身を慈しみ受け入れましょう。人生の赴《おもむ》くままに身を任せ、安心しましょう。それが私の知っている最良のダイエットです。まずマイナス思考のダイエットからはじめましょう。そうすれば自然に体重が減っていきます。

赤ちゃんに何かあると、食べ物を赤ちゃんの口に詰め込みたがる親が多すぎます。こうした赤ちゃんが大きくなると、何かあるたびに冷蔵庫を開けては、「何がほしいかわからない」と言うのです。

どんな「**痛み**」でも、痛みは私にとって罪悪感をあらわしています。罪には罰がつきもの、罰せられると痛むものです。慢性的な痛みは、それだけ長いあいだ罪悪感があったということです。しかもその原因は奥底に埋もれたまま忘れられています。

罪悪感はまったく必要のない感情です。気持ちを楽にしたり、状況がよくなるような感情ではありません。あなたの「懲役」ももう終わりです。刑務所から出ましょう。許すことは、身を任せて開放することです。

「**脳卒中**」は、脳への血液の流れが滞り、血液が供給できない状態です。

脳は身体のなかでコンピューターの役割を果たしています。血液は喜びであり、静脈や動脈は喜びを伝達する手段です。すべては愛の法則と働きの下で動いています。宇宙のなかのどの知恵にも愛があります。愛や喜びを得られなければ何事も正しく働きません。

悲観的な考えによって脳の血管が詰まり、愛や喜びが自由に流れられなくなっているのです。

笑いは、余裕と戯れの要素がなければ起こりません。愛や喜びも同じことです。人生はつらいものではありません。自分自身でつらくしているだけなのです。ほんのわずかな心配が大きな不幸をもたらしますし、逆に不幸のどん底にいても喜びを得ることができます。みんな私たちしだいなのです。人生がうまくいっていないとき、人生の進路を無理やり変えようとすることがあります。ライフスタイルを試すためにあえて正反対の方向に進み、卒中を引き起こしてしまうのです。

身体の「**こわばり**」は心のこわばりを意味します。恐れがあると、いままでの習慣にしがみつき、柔軟に考えることが難しくなります。何かをするときに、「この方法しかない」と思い込んでしまうと動きがとれなくなります。探せば他にも方法はあります。前に述べた、バージニア・サティールが二百五十六通りの皿洗い方法を見つけたのを思い出してください。

身体のどの部分がこわばっているか見つけ出しましょう。精神的パターンをリスト（次章参照）にしてありますから調べてください。リストを見れば、あなたの心のどの部分がこわばり融通がきかないかわかります。

やはり「**手術**」は必要です。特に骨折や事故など、心の浄化に取り組みはじめてまもない初心者にとっては、よい結果を生みます。その状態が再びくり返さない点からみても、手術と精神治療を同時進行で行うのはいい方法といえるでしょう。

最近では人間性を重んじる医師が日に日に増えています。身体全体をホリスティック（総合的）に治療してくれます。しかし、病気の原因そのものに取り組む医師はほとんどいません。対症療法、すなわち結果にとらわれているのです。

毒を用いるか切断するかが医師の治療方法です。外科で切断を薦められるようにです。しかし手術の決定が下されても、手術にあたっての取り組みを怠らなければ無事に終わりますし、回復も早いでしょう。

手術の担当医やスタッフとよく話しましょう。担当医やスタッフは手術中に気づいていませんが、患者は意識がなくても、潜在的に何が起こっているか一部始終聞いています。

ニューエイジの先駆者の例をあげましょう。彼女は緊急に手術をうけなければならなくなったのですが、手術の前に担当医や麻酔医と話しあいました。手術のあいだじゅう、静かな音楽をかけ、誰かが必ず自分に励ましの言葉をかけて、それが途絶えることのないようにしてください、と頼んだのです。回復室で付き添う看護婦にも同じように頼んでおきました。そうすると、彼女の手術はあっけないほど簡単に済み、手術後の回復も早く、痛みもありませんでした。

私が相談者に薦める言葉は、「病院のなかで私に触れる手はみな治癒の手、愛の手」「手術は早く簡単、しかも完璧」「私はいつでも快適」などです。

手術後は、できるだけ静かで心地よい音楽をかけ、「私の回復は早く快適、すぐに完治する」と自分に言い聞かせましょう。「日に日に気分がよくなっていく」と言いましょう。

できればこうした前向きの言葉を吹き込んだテープをつくり、病院で健康を取り戻すまでくり返して聞いてください。痛みではなく、自分の感覚を意識してみましょう。あなたの心から愛があふれ、手や腕に流れていくのを想像してください。治療中の部分に手をあてて、「いい子、いい子。早く治してあげるからね」と言いましょう。

「**むくみ**」は、感情的になるあまり、考えの妨げや停滞になっていることを意味します。自分を「傷つける」ような状況を自らつくりあげておきながら、その記憶を忘れずにこだわり続けています。

あふれ続ける涙、追い込まれ、だまされたと感じる心、自分の能力の限界を他人のせいにする気持ち——これらが原因です。

過去を洗い流しましょう。自分を変える力を取り戻すのです。自分がしたくないことを考えるのはやめましょう。「したい」ことに心を向けるのです。人生の流れに身を任せましょう。

「腫瘍《しゅよう》」は誤った方向への成長です。カキは一粒の砂を保護するために、かたくてきらきら輝く殻《から》をまわりにつくります。私たちはこれを真珠と呼び、美しいものだと思っています。

それと同じように、昔の一粒の傷を大事に守り続け、治りかけてはかさぶたをはがすことをくり返したため込んでいくと、それが腫瘍になるのです。

私はこれを、昔の映画のリバイバル上映と呼んでいます。女性が子宮のまわりに多くの腫瘍を持つのは、女性の象徴にとっては不幸なのですが、与えられる精神的苦痛を受け入れて育てているからです。私はこの現象を「彼が私を駄目にした」症候群と呼んでいます。

一つの関係が終わったからといって、私たちに過失があったとはいえません。また、自分を卑下しなければいけないというわけでもありません。

何が起こるのかが問題なのではなくて、起きたことに対してどう反応するかが問題なのです。私たちは自分の経験に一〇〇パーセント責任を負います。あたたかい心を引きつけるには、あなたのどのような思い込みを変える必要があるかわかりますか。

限りのない人生
満たされ完成された世界
私の身体はよき友
一つひとつの細胞に智の神が宿る
その存在に耳を傾ける
ためになることが聞けるから
私の身はいつも安全
神に守られ導かれているから
健康になろう、自由になろう
私の世界ではすべてがうまくいく

第十五章　症状と精神の関係

「私は健康で充実している」

次のリストは『ヒール・ユア・ボディ』から取りあげましたが、目を通してみて、あなたが過去に患っていた病気やいまも抱えている病気と、ここにリストアップした「考えられる原因」とが相関関係にあるかどうか調べてください。

このリストの利用方法を説明しましょう。

一、精神的原因を、「考えられる原因」の項目から探し出します。あなたにあてはまるものがありますか。なければ、椅子に座り、気を鎮めて、「私をこのようにしたのはどんな考えを持っているからだろう」と問いかけてください。

二、「この状態をつくり出した潜在意識のパターンをなくしたい」とくり返してください。

三、新しい思考パターンを数回くり返して言ってください。

四、すでに心を浄化していると思ってください。健康状態について考えるとき、このようにくり返して行いましょう。

病気や問題	考えられる原因・内的要素	新しい思考パターン
脳	コンピューターを意味する。	私は思いやりのあるオペレーター。
—脳腫瘍	間違った考えがインプットされている。頑固。いままでの思考パターンを変えたくない。	心のコンピューターのプログラムをつくり直せば、簡単に人生も変わり、私の心も一新する。
下垂体	コントロール・センターを意味する。	心身ともにバランスが取れている。自分の考えをコントロールする。
顔	世のなかへ主張するものを意味する。	自分自身に自信を持って、自己表現する。
目	過去、現在、未来をはっきりと見る能力を意味する。	愛情と喜びで見る。
—目の障害	見えるものが気に入らない。	見たいものが見えるような生き方をする。
—ものもらい	怒りを通して人生を見る。他の人への怒り。	愛情と喜びをもってすべてを見つめる。

病気や問題	考えられる原因・内的要素	新しい思考パターン
—乱視	悩んでいる。自己を見るのが本当に怖い。	いまは自分の美しさやすばらしさを見たい。
—白内障	喜びでもって明日を見られない。未来に喜びを感じない。お先真っ暗。	人生は永遠なるもの。そして喜びであふれている。どの瞬間も待ち遠しい。
—子供の目の場合	家庭内で起こっていることを見たくない。	調和、喜び、美、安全がこの子供を取り巻いている。
—結膜炎	あなたが目を向けているものに対する怒りや欲求不満。	愛を通して見る。そこには調和があり、私はそれを受け入れる。正しくあらねばならないという気持ちを取り除く。
—角膜炎	激昂《げっこう》。目につくものを叩きたくなる。	目についたものを心をこめて清めていく。心の平和を求めれば、すべてがうまくいく。
—内斜視	少し離れたものを見たくない。	安心して見ることができる。私は落ち着いている。
—外斜視	いま現在を見るのが怖い。	いますぐに自分を慈しみ受け入れる。

病気や問題	考えられる原因・内的要素	新しい思考パターン
―緑内障	頑《かたく》なに許そうとしない。長いこと苦痛から逃れられないでいる。こうした状態に押しつぶされそうになっている。	愛情といたわりをもって見る。
―近視	未来に対する恐れ。先のことが信用できない。	神のお導き通りに進む。私はいつも守られている。
―遠視	現在に対する恐れ。	いまここにいても安全なことがわかる。
―ドライアイ	怒りのまなざし。愛をもって見ようとしない。許すくらいなら死を選ぶ執念深さ。	許すことは喜び。生気あふれるビジョンだ。同情と理解をもってすべてを見ている。
耳	聴く力を意味する。	私は熱心に聞いている。
―耳痛	怒り。聞きたくない。収拾のつかない混乱。両親の言い争い。	まわりとうまくいっている。嬉しいこと、いいことを熱心に聞く。私は愛そのものなのだから。
鼻	自己認識を意味する。	自分の直観力を知っている。
―鼻血	認識を必要とする。まわりに認められない。愛情を切望。	自分を慈しみ受け入れる。自分の真の価値を認める。私はすばらしい。

病気や問題	考えられる原因・内的要素	新しい思考パターン
―鼻水	助けを求めている。心のなかで泣いている。	自分を愛し、優しく慰める。
―鼻づまり	自分の価値に気づいていない。	自分を愛し、その価値を認める。
口	新しい考えやためになることを取り入れることを意味する。	愛で自分を高めていく。
―口の障害	偏った意見。心を閉ざし、新しい考えを吸収できない。	新しい考えや概念を迎え入れ、消化吸収する。
歯	決断を意味する。	
―歯の障害	優柔不断な状態が長く続く。分析や決断に対して考えを崩さない。	真理に基づいて決断する。神のお導きに従えば間違いないので安心している。
舌	人生の楽しみ、喜びを味わう能力を意味する。	私の人生はすべて許されている。
首	柔軟性を意味する。物事の裏側を見ることができる。	私は平穏無事に暮らしている。
―首の障害	問題の側面を見ようとしない。頑固。柔軟性に欠ける。	問題をあらゆる面から見るのは簡単。物事のやり方や見方は限りなくある。私は守られている。

病気や問題	考えられる原因・内的要素	新しい思考パターン
──首の痛み	頑として譲らない強情ぶり。	他の観点から見てもいいのだ。
喉	自己表現や創造性の通り道。	心を開いて愛の喜びを歌う。
──喉の障害	自分のことを自由に話せない。怒りを飲み込む。創造力が伸びない。前向きに変わりたくない。	ノイズだと思われてもいい。自由に楽しく話す。自分の創造力を発揮する。私は変わりたい。
──喉の痛み	とげのある言葉を抱え込んでいる。自分を表現できないと感じている。	私は自分を縛らない。自由に自分自身でいられる。
肩	重荷ではなく、喜びをもたらすもののはず。	喜びを感じても大丈夫。
腕	人生の経験を喜んで受け入れられるかを意味する。	自分の経験を安心して喜びでもって受け入れる。
ひじ	方向転換や新しい経験を受け入れることを意味する。	新しい経験、方向、変化にすぐに順応できる。
手	掴む。握る。手に入れ、また手放す。愛撫。いつでも経験と関わっている。	思いやり、喜び、そしてゆったりした気分で経験を活かす。
手首	動きとゆとりを意味する。	知恵と愛情とゆとりを持って経験を処理する。

病気や問題	考えられる原因・内的要素	新しい思考パターン
指	人生の細部を意味する。	人生の細部に満足している。
―親指	知性と不安を意味する。	私の心は平和だ。
―人差し指	エゴと恐れを意味する。	私は守られている。
―中指	怒りと性行為を意味する。	私は性行為に満足している。
―薬指	過剰な愛と深い悲しみを意味する。	私の愛は穏やか。
―小指	家族と偽りを意味する。	家庭では自然体。
―手根管症候群（指のしびれ）	人生の不公平に対する怒りと不満。	私は豊かで楽しい人生をつくり出していく。気楽でいられる。
爪	保護を意味する。	手を伸ばしても大丈夫。
―噛爪《かみづめ》	欲求不満。自己を蝕む。片親のいじめ。	安心して大きくなれる。いまは喜びと安心に満たされて自分の人生を生きている。
皮膚	個性を守っている。感覚器官。	自分を信じても大丈夫。
―皮膚の障害	不安、恐れ。埋もれたがらくた。脅かされている。	喜びと安らぎに満ちた考えで自分を守る。過去のことは気にしない。この瞬間から私は自由。

病気や問題	考えられる原因・内的要素	新しい思考パターン
乳房	母性と養育を意味する。	私は栄養の摂取と排出のバランスをうまく保っている。
—乳房の障害（嚢腫、しこり、乳腺炎）	異常な母性。過保護。横柄な態度。育てようとしない。	自分や他人のありのままを受け入れる。大人になることはぜんぜん怖くない。
肺	人生を取り入れる能力。	バランスよく生を取り入れる。
—肺の障害	憂鬱《ゆううつ》。悲しみ。生の取り入れが怖い。生きていてはいけないのではないか。	心ゆくまで生を取り入れられる。精いっぱい、生きる。
呼吸	生命を取り入れる能力を意味する。	人生っていいなあ。
—呼吸の問題	精いっぱい生きるのが怖い、あるいはそうしたくない。他の存在に気兼ねする。過剰防衛。	人生を好きなだけ満喫してもいいのだ。自分を大事にしてもいいのだ。いまから人生を充分に楽しむ。
—呼吸器疾患	人生のすべてが恐れで埋めつくされている。	私は守られている。この人生を愛している。
循環器	感情をポジティブに感じる能力をあらわす。	私は世界のすみずみにあふれている愛を自由に循環させていける。生命をいとおしむ。

病気や問題	考えられる原因・内的要素	新しい思考パターン
心臓	愛と安全の中心を意味する。血液も参照。	私の心臓は愛のリズムにあわせて鼓動している。
—心臓の障害	情緒不安定が長引く。喜びを持たない。冷ややか、冷酷。緊張とストレス。	喜び、喜び。私の心、身体、経験に喜びがあふれる。
—心臓発作、心筋梗塞	お金や地位などを得るために心から喜びを絞り出している。	喜びを心の中心に取り戻す。私は皆に愛をふりまく。
動脈	生きる喜びを運んでいる。	私は喜びでいっぱい。心臓が鼓動するたびに喜びが体内を流れる。
—動脈硬化症	抵抗や緊張。心が狭い。いいことに目を向けない。	私は心をいっぱいに開いて喜びをもって生きる。暖かいまなざしを向けていく。
血液	喜びを意味し、体内を自由に駆け巡るということ。	私は人生の喜びをあらわし、受けている。
—血液の問題	喜びに欠ける。血の巡りが悪い。	体内で喜びにあふれた新しい考えが駆け巡っている。
—貧血	あいまいな態度。喜びを知らず人生を恐れている。物足りない感じ。	私にだって喜びに満ちた人生を味わえる。人生っていいなあ。
—血栓	喜びが流れるのを妨げる。	体内で新しい人生が目覚める。私は流れる。

病気や問題	考えられる原因・内的要素	新しい思考パターン
筋肉	人生を歩む力を意味する。不調になるのは、経験への抵抗感が原因。	私は楽しくダンスするように人生を経験する。
腺	自発的に活動することを意味する。	私には創造力がある。
—腺の障害	やる気がない。	必要な考えや行為は神から与えられている。いますぐはじめる。
神経	コミュニケーションを意味する。	私は気持ちよく喜びにあふれたコミュニケーションをする。
—神経衰弱	自己中心的。コミュニケーションのルートを妨害する。	心を開いて思いやりをもって語りあう。私は守られている。私は健康だ。
—神経質	恐れ。もがき、押し寄せてくるような感覚。人生の成り行きに身を任せられない。	私は果てしない未来に向かって終わりのない旅をしている。私は心から語りあう。時間はたっぷりある。すべてがうまくいく。
—神経痛	罪を罰する。コミュニケーションに苦労する。	自分自身を許す。自分を慈しみ受け入れる。心から語りあう。
—座骨神経痛	偽善者。お金と未来に脅えている。	私はもっと幸せになる。私の幸せはいたるところにあり、私は守られている。

病気や問題	考えられる原因・内的要素	新しい思考パターン
骨	宇宙の構造を意味する。	私は骨格がよくバランスが取れている。
―骨折	権威に対して反感を抱く。	心のなかでは、唯一考えることができる私自身が権威者である。
―変形	精神的なプレッシャーと緊張。筋肉が伸びない。気持ちに余裕がない。	胸いっぱいに息を吸い込む。リラックスして人生の流れに身を委ねる。
―骨粗鬆症《こつそしょうしょう》	人生を正しく支えてくれるものがない。	自分自身でしっかり立つ。愛の道を進む。生命そのものが私に手をさしのべている。
骨髄	自分自身への深い思い込み、サポートとケアを意味する。	宇宙からの知恵が人生を完全にしている。私は安全で、トータルにサポートされている。
―骨髄炎《こつずいえん》	人生の根本に怒りや欲求不満を感じる。支えてくれるものがない。	私は守られながら穏やかに生きている。人生の成り行きに身を任せる。
背骨	人生の支えを意味する。	いつも人生は支えられている。
―上部	情緒不安定。愛されていない気がする。愛情を押し殺している。	自分を慈しみ受け入れる。人生に支えられ大事にされているのだから。

病気や問題	考えられる原因・内的要素	新しい思考パターン
—中部	罪の意識。背骨に詰まっている「呵責《かしゃく》」に困っている。放っておいてくれと思っている。	過去にさようなら。私は心のなかの愛とともに前進できる。
—下部	お金に対する恐れ。お金に困っている。	人生の成り行きに身を任せる。必要なものは必ずやってくる。大丈夫。
脊椎	柔軟に支える。	人生に支えられている。
—脊椎の湾曲	人生に身を任せられない。恐れ。過去の考え方に固執する。人生を信じていない。誠実さに欠ける。信念を貫けない。	恐れを取り除く。人生の成り行きに身を任せる。私の人生なのだから。私はまっすぐ立つ。
関節	人生の方向転換とその動きを円滑にすることを意味する。	私は流れるように変わっていく。私の人生は神に導かれているので、最良の道を歩める。
—関節炎	愛されていない。粗《あら》探し。恨み。	私は愛情にあふれている。いまは自分を慈しみ受け入れる。皆大好き。
—関節炎を患った指	罰したいという願い。悲観。犠牲者になった気持ち。	愛情と理解をもって物事を見る。私の経験には愛の光が注がれている。

病気や問題	考えられる原因・内的要素	新しい思考パターン
みぞおち	私たちの直感力の中心。	私は内なる声を信じる。私は聡明で力にあふれている。
胃	栄養と関係がある。考えを消化する。	私は気持ちよく人生を消化する。
—胃の障害	ひどく恐れる。新しいことを恐れ、消化できない。	人生とうまくやっている。どんなときでも新しいことを吸収する。すべてがうまくいく。
腸	不要物を外に出すことを意味する。	手放すのは簡単なこと。
—腸の障害	不必要なものを手放せないでいる。	古いものを気軽に手放して、新しいものを喜んで受け入れる。
小腸	同化、吸収、除去する能力を意味する。	必要のあるものすべてを取り込み、不要な過去は簡単に捨てられる。
大腸	危機感、不必要なものを手放す能力を意味する。	私は生命の完全なリズムの一部。すべては智の神から与えられた道にそって流れている。
肝臓	怒り。基本的な感情を意味する。	私が知っているのは、愛と平和と喜び。
—肝臓障害	不平不満が絶えない。思い違いを正当化するために批判をよしとする。後ろめたい。	正直に生きる。愛を求めればどこにでもある。

病気や問題	考えられる原因・内的要素	新しい思考パターン
膵《すい》臓	人生の楽しさを意味する。	私は楽しく生きている。
――膵臓炎	拒絶。人生の楽しみが失せたようにみえて怒ったり不満をもらす。	自分を慈しみ受け入れる。楽しく喜びにあふれた人生を送るのは私しだい。
脾《ひ》臓	脅迫観念。気に病む。	自分を慈しみ受け入れる。人生の成り行きに身を委ねる。私は守られている。すべてがうまくいく。
臀《でん》部	体のバランスを完全に維持。大躍進。	毎日が喜びに満ちている。
――臀部の障害	決定的な決断をするときに尻込みする。目標がない。	完全なバランスが取れている。年をとっても余裕と喜びで前に進む。
恥骨	生殖器の保護を意味する。	私の性は守られている。
外陰	傷つきやすいことを意味する。	繊細な感情はきちんと守られている。
生殖器	男性らしさ、女性らしさを意味する。	自分自身に自信を持つ。
――生殖器の障害	自分の能力が足りないと思い悩む。	いい経験をしていると喜んでいる。私自身は申し分ない。自分を慈しみ受け入れる。

病気や問題	考えられる原因・内的要素	新しい思考パターン
卵巣	創造力を意味する。	創造力にあふれている。
子宮	創造性の中心である。	身体の調子は申し分ない。
睾丸《こうがん》	男らしさ。	男性であることに自信を持つ。
前立腺	男らしさを意味する。	私は自分の男らしさを受け入れ、楽しみをわかちあう。
—前立腺障害	脅えていると男らしさが弱まっていく。あきらめ。性的圧力や罪悪感。老いを信じている。	自分を慈しみ受け入れる。私は精力的に生きる。いつまでも若々しい精神を持つ。
肛門、直腸	放出点。ごみ捨て場。	不要なものは気持ちよく捨てる。
—膿瘍	手放したくないものに関する怒り。	身体に不要なものは出ていくから、安心して手放す。
—出血、血便	怒りと欲求不満。	人生の成り行きに身を任せる。良いことと楽しいことしかないのだから。
—瘻《ろう》	ゴミの不完全放出。過去のがらくたに固執。	心をこめて過去を完全に手放す。私は自由の身であり、愛情にあふれている。

病気や問題	考えられる原因・内的要素	新しい思考パターン
—かゆみ	過去に対する罪悪感。自責の念。	自分を心から許す。私は自由だ。
—痛み	罪悪感。罰を求める。自分には価値がない。	過去は過去。現在の自分を慈しみ受け入れる。
足	他人に対する理解を意味する。	私にははっきりと理解できる、また、時間とともに変わっていきたい。私は守られている。
—足の障害	未来に対して恐れを抱くあまり、一歩踏み出せないでいる。	私は喜んで気楽に生きていく。
—足の裏にできるたこ	理解を形づくる根本部分に腹を立てる。未来に対して不満を撒《ま》き散らす。	自信をもって気持ちよく進む。人生の成り行きに身を任せる。
—外反母趾	人生に起こる経験を喜べない。	私はすばらしい経験と出会うために飛び出していく。
脚	私たちを前に導いてくれる。	人生は私のもの。
—脚の障害（上脚）	幼年期の精神的外傷を持ち続ける。	彼らは一生懸命生きていたのだから、もうこだわるのはやめる。
—脚の障害（下脚）	未来に対する恐れ。動きたくない。	私の未来ではすべてがうまくいくから、喜んで前に進む。

病気や問題	考えられる原因・内的要素	新しい思考パターン
すね	生活の基準を意味する。理想にブレーキをかける心が不調を招く。	私は理想の生活をおくる。愛と喜びに満ちている。
膝《ひざ》	プライドとエゴを意味する。	私は柔軟性に富み、流れている。
―膝の障害	頑なエゴとプライド。曲げられない。恐れ。融通がきかない。譲らない。	許し。理解。同情。もっと柔軟になればすべてがうまくいく。
くるぶし	動きと方向を意味する。しばしば融通がきかない心や、罪悪感に支配される。	前向きに生きるのはたやすいこと。正しく良いことだけが私の人生にもたらされる。
足指	未来の些細な事柄を意味する。	些細な事柄でも成り行きに任せる。
アレルギー	誰かを嫌っているのか。自分の持つ変える力を否定している。	世のなかは安全。微笑みかけてくれる。安心して平穏無事に暮らせる。
痛み	罪悪感。罪の意識はいつも罰を求める。	心から過去にさようなら。過去は自由になり私も自由。そして心に平和がもたらされる。
ひりひりする痛み	暗黙の怒り。	私は、楽しくポジティブに感情をあらわす。
ずきずきする痛み	愛に飢えている。守られたいと思っている。	自分を慈しみ受け入れる。愛情に満ち、まわりに好かれている。

病気や問題	考えられる原因・内的要素	新しい思考パターン
疲労	抵抗。退屈。やる気が起きない。	人生に夢中。やる気満々。
慢性疲労症候群	能力を超えた要求。役立たずになることへの恐れ。心の支えがない。ストレスでぼろぼろになっている。	自分は価値ある存在だ。人生はなんでもうまくいく楽しいもの。
発熱	怒り。苛々《いらいら》する。	私は冷静に平和と愛情を体現する。
悪寒	気持ちの萎縮。逃げ出したい衝動。放っておいてくれ。	私はいつでも守られている。愛に包まれ保護されている。すべてがうまくいく。
吐き気	恐れ。考えや経験を拒む。	私は守られている。私の人生にはいいことしか訪れないと信じている。
嘔吐	考えることへの激しい拒絶。新しいものを恐れる。	楽しく、安心して人生を味わえる。喜びは私のためにやってくる。
風邪	一度にたくさんのことが起こりすぎる。精神的混乱、障害。「毎冬三回風邪をひく」といった思い込み。	精神をリラックスさせて落ち着く。私の心のなかやまわりははっきりしており、調和が取れている。
インフルエンザ、流感	世間一般的なマイナス思考に応じる。恐れ。統計学を信じている。	集団思想や暦の影響を超えたところで私は自由に考える。
感染症	いらだち。怒り。不快感。	穏やかな気持ちだ。まわりとうまくやっていく。

病気や問題	考えられる原因・内的要素	新しい思考パターン
ウイルス感染	生命に流れるべき喜びの不足。苦痛。	私は愛とともに、人生が喜びで満ちるままにまかせる。自分を愛している。
真菌感染症	頑なな思い込み。過去を手放せない。過去の規則にとらわれたままでいる。	私は自由に、喜びにあふれ、いまこの瞬間を生きる。
マラリア	自然と生命とのバランスを失っている。	私はすべての生命と結びつき、バランスを保っている。私は安全。
禿頭病	恐れ。ストレス。何事も思いのままにしようとする。人生の成り行きに身を任せない。	私は守られている。自分を慈しみ受け入れる。人生に身を委ねる。
白髪	ストレス。プレッシャーと過労に対する思い込み。	私はいつでも穏やかに快適に生きている。私にはそうするだけの強さがある。
多毛症	怒りですべてを覆い隠したがっている。恐怖。人のせいにしたがる。自分が嫌い。	自分自身を慈しむ。愛され認められている。私自身をさらけ出しても大丈夫。
頭痛	自分を卑下する。自己批判。恐れ。	自分を慈しみ受け入れる。愛情のこもった目で自分自身を、自分の行動を見ている。私は守られている。
偏頭痛	コントロールされるのを好まない。人生の成り行きを拒む。性的恐怖感（通常マスターベーションで痛みが取れる）。	人生の成り行きに身を任せれば、必要なものを手に入れられる。それが我が人生。

病気や問題	考えられる原因・内的要素	新しい思考パターン
髄膜炎	怒りと恐れのなかでの生活。	心身ともに安らぎを見出す。私は守られ好かれている。
脳卒中、脳梗塞	あきらめ。反発。自分が変わるなら死んだほうがまし。生を拒む。	人生は移り変わるもの。私は抵抗なく新しいことを受け入れる。私は過去、現在、未来の人生を受け入れる。
花粉症	感情的すぎる。予定表を見るのが怖い。被害妄想。罪悪感。	私はあらゆるものと気持ちが通じている。私はいつでも守られている。
副鼻腔障害	身近な人を疎《うと》む。	心のなかは平和と調和で満たされ、常に私を取り巻いている状態である。すべてがうまくいく。
後鼻漏	心で泣いている。大人気ない涙。犠牲。	私には創造力がある。人生を楽しく生きていく。
難聴	拒絶、依怙地《いこじ》、孤立。何に耳をかしたくないのか。私の邪魔をしないでくれ。	神の御《み》言葉に歓喜する。私はあらゆるものと気持ちが通じている。
耳鳴り	聞きたくない。心の声を聞いていない。頑固。	高尚なる自己を信じる。心の声には熱心に聞き入る。愛の働きと無縁なものはなくす。

病気や問題	考えられる原因・内的要素	新しい思考パターン
乳様突起炎	怒りと欲求不満。現状況を聞きたくない。子供に多い。自分の考えが脅かされるのを恐れる。	神からの安らぎと調和に内外ともに満たされる。私は平和と愛と喜びのオアシス。すべてがうまくいく。
体臭	恐れ。自己嫌悪。他人を恐れている。	自分を慈しみ受け入れる。私は守られている。
口臭	憤りや復讐心を抱く。そういった状態に基づく経験に支えられている。だらしない態度。下劣なゴシップ。いやな考え。	心から過去にさようなら。私は真心だけを口にする。
げっぷ	恐れ。あわてて人生を吸い込んでしまう。	時間と空間は充分にある。穏やかな気持ちだ。
歯茎の出血	人生に関わる決断をしても喜びを感じない。	正しいことだけが起こると信じる。穏やかな気持ちだ。
歯茎の障害	決心したことを実行できない。気の抜けた人生。	私に決定権がある。自分が決めたことには愛情を注いで実行する。
歯槽膿漏《しそうのうろう》、歯周病	意志薄弱に腹を立てる。軟弱。	自分を受け入れる。私の決めたことは申し分ない。

病気や問題	考えられる原因・内的要素	新しい思考パターン
埋伏した親知らず	揺るぎのない基礎をつくるための精神的余裕がない。	人生の広がりを意識する。私が成長し前向きに変わるための余裕はいくらでもある。
あごの障害	怒り。恨み。復讐心に燃える。	このようなパターンをなくしたい。自分を慈しみ受け入れる。私は守られている。
口内炎	不満や怒りをこらえて外に出さない。非難。	愛情に満ちた私の世界で経験するのは喜びをともなうものだけ。
喉頭炎	声が出なくて気が狂いそう。自由に話すのが怖い。権力に対する恨み。	望んでいることを求めるのは自由だ。安心して自分を表現する。私は穏やかである。
喉の腫れ、咽喉頭異状感症	恐れ。人生の成り行きに身を任せられない。	人生は私のためにあるのだ。自由に楽しくすごす。
扁桃膿症	自由に発言したり要求したりすることはできないと信じ込んでいる。	ほしいものを求めるのは自然なこと。心から求めれば簡単なこと。
扁桃炎	恐れ。感情の抑圧。創造性が伸びない。	思い通りの幸せに満ちている。神の考えが私のなかにあらわれている。私の心は穏やかである。

病気や問題	考えられる原因・内的要素	新しい思考パターン
伝染性単核症（腺熱）	人生を卑下するパターン。まわりがすべて悪い。心は非難のふきだまり。	私は私。他人のなかにいとおしい自分を見出す。生きていることに喜びを感じる。
アデノイド（小児咽頭扁桃増殖症）	家族間の摩擦《まさつ》、いざこざ。子供の気持ちが顧みられていない。	この子供は自分が必要とされ、受け入れられ、心底愛されたいと思っている。
幼児性疾患	暦、社会的概念、誤った法則を信じている。大人の前で幼稚なふるまいをする。	この子供は神に守られて慈しみを受けている。私たちは精神的な免疫が必要だと思う。
発育の問題	苦痛や恨みを育てている。	すぐにでも許す。自分を慈しみ誉め讃える。
脳性麻痺	愛に基づいた行為で家族を結びつける必要がある。	私はみんなと結ばれていて、愛し愛されている平和な家族の一員。すべてうまくいく。
ポリオ	嫉妬《しっと》のあまり感覚が麻痺。人の邪魔をしたくなる。	皆に行き渡る分は充分にある。思いやる心から生まれた考えは幸せや自由をもたらす。
くる病	情緒に乏しい。愛情と安心感に飢えている。	私は安全であり、宇宙の愛によって育まれている。

病気や問題	考えられる原因・内的要素	新しい思考パターン
咳	注目されたい。「私を見て、私の声を聞いて！」という叫び。	私は気にかけられ、真価を認められている。私は愛されている。
喘息《ぜんそく》	息苦しい愛。息ができない。忍び泣き。	自分の人生に責任を持ってもいいのだ。私は自由になる。
乳児性喘息	人生に対する恐れ。環境に順応したくないと思っている。	この子は大事に大事に育てられているから安心。
気管支炎	争いごとの絶えない家庭環境。ときには静まりかえっている。	私の心とまわりを平和と調和で満たす。すべてがうまくいく。
クループ（幼児性気管支炎）	気管支炎を参照。	同項と同じ。
肺炎	絶望。人生に疲れている。癒《いや》すことのできない心の痛み。	神の考えを素直に受け入れる。神の考えは息吹と知恵にあふれている。新しい動きである。
結核	利己的なために衰弱する。所有欲。残酷な企み。復讐。	自分を慈しみ受け入れれば、楽しく平和に暮らせる。
肺気腫	怖くて人生を受け入れられない。存在価値がないと思う。	私には自由に人生を満喫する権利がある。人生も自分も大好きだ。

病気や問題	考えられる原因・内的要素	新しい思考パターン
過呼吸	恐れ。前向きに取り組もうとしない。成り行きに任せられない。	私はどこにいても守られている。自分を慈しみ人生の行くままに委ねる。
呼吸困難	恐れ。人生の成り行きに身を任せられない。子供の頃から成長していない。	成長しても大丈夫。世のなかは安全だし私は守られている。
高血圧	情緒不安定から抜け出せない。	喜んで過去を手放す。穏やかな気持ちだ。
低血圧	幼児期に愛に飢えていた。挫折。やっても何の役にも立たない、うまくいかない。	かつてないほど楽しく暮らす。私の人生は喜びであふれている。
コレステロール	喜びが通る管が詰まっている。喜びを受け入れるのが怖い。	生きていくことはすばらしい。喜びの通り道はとても広い。喜びを受け入れても大丈夫。
高血糖症	糖尿病を参照。	同項と同じ。
低血糖症	人生の重荷に耐えかねている。何になるの。	これからは人生を明るく気楽に楽しくしていく。
冠血栓症	孤独感と恐れ。自分は無能で力不足。できないと思い込む。	私は一人ではない。宇宙が支えてくれる。すべてがうまくいく。

病気や問題	考えられる原因・内的要素	新しい思考パターン
白血病	乱暴に霊感を断ち切ろうとする。	過去の束縛から解き放たれていまは自由だ。自分に自信を持つ。
静脈炎	怒りと欲求不満。喜びに乏しい人生を他人のせいにする。	喜びは体内を駆けめぐる。人生に満足している。
拡張蛇行静脈	自分の置かれている立場を嫌う。落胆。働きすぎ。過労。	状況を事実として受け止め、喜びのなかで生きている。人生っていいなあ。
鎌状赤血球貧血症	人生の喜びを破壊するほど無能だと思い込んでいる。	この子供は喜びに満ちた生活を送っている。愛に育まれている。神は日々奇跡をもたらす。
失神	恐れ。対処できない。	私には生きていくのに必要な力と体力と知識が備わっている。
昏睡	恐れ。何か、あるいは誰かから逃れようとしている。	自分は愛に包まれるから安心だ。癒す場所もある。私は愛そのもの。
平衡感覚を失う	考えがまとまらない。集中力がない。	自分は安全だ。人生に満足している。このことだけを考える。そうしたらすべてがうまくいく。
めまい	飛躍した考え。考えがまとまらない。目を背ける。	私には集中力があり、心も穏やかだ。安心して楽しく生きていく。

病気や問題	考えられる原因・内的要素	新しい思考パターン
乗り物酔い	恐れ。コントロールされていない不安。	自分の考えをいつもコントロールしている。私は守られている。自分を慈しみ受け入れる。
―車酔い	恐れ。束縛感。罠にかけられたと感じている。	時間も空間も簡単に通り抜けていける。私は愛に包まれている。
―船酔い	恐れ。死を恐れる。コントロール不能。	私は宇宙に守られているから、どこにいても安心だ。私は人生を信じる。
食中毒	誰かにコントロールされてしまう。守られていないと感じる。	私には強さと力が備わっている。向かってくるもののすべてを受けとめ、消化できる。
食べすぎ	恐れ。保護を求めている。情動を批判。	私は守られている。何を感じてもかまわない。私の感情は正常で人に好かれるもの。
食欲不振	恐れ。自己防衛。人生を信じていない。	自分を慈しみ受け入れる。私は守られている。安心して楽しく生きる。
過食症	絶望的な恐怖。自分への憎しみを詰めこみ、無理やり消化しようとする。	私は愛によって育まれて、いつでも生命そのものからサポートされている。生きていくことに不安はない。

病気や問題	考えられる原因・内的要素	新しい思考パターン
拒食症	自己の生を否定。極度の恐れ。自己嫌悪。拒絶。	自分に自信を持っても大丈夫だ。ありのままの私がすばらしい。自分を受け入れて喜びとともに生きていく。
体重の増加	恐れ。保護を必要とする。感情から逃れる。不安定。自己を拒む。満たされない思い。	自分の感情とうまくつきあっている。今のままで安全。自分で安心材料をつくる。自分を慈しみ受け入れる。
肥満	過敏症。恐れをあらわし、保護の必要を示している。恐れは怒りを隠すもの、あるいは許しへの抵抗。	私は神の愛に守られている。いつも安全で何の心配もない。成長を喜び、人生から受け取るものを喜ぶ。私はすべてを許し、自分の望み通りの人生を生きる。
―腕	愛を与えられないことへの怒り。	私は安心のうちに望んだ愛を得る。
―腹	栄養不足への怒り。	私はスピリチュアルな食べ物で自分を育てる。私は満足し、自由だ。
―尻	両親に対する凝り固まった怒り。	喜んで過去を許す。親の枷《かせ》を離れることは安全。
―もも	幼児期の（往々にして父親への）怒り。	父の幼年期に愛情が不足していたとわかっている。私はそれを許し、私たちはお互いに自由になる。

病気や問題	考えられる原因・内的要素	新しい思考パターン
胸やけ	恐れ。恐れ。恐れ。	思う存分呼吸する。私は守られている。人生の成り行きに身を任せよう。
滑液包炎	抑圧された怒り。誰かに暴力をふるいたくなる。	愛にはすべてをリラックスさせたり解放させる力がある。
癰《よう》（皮下組織の化膿性炎症）	個人の不正に対して悪意から生じた怒り。	過去にさようなら。時間よ私の身のまわりを清めたまえ。
膿瘍	苦痛、侮蔑《ぶべつ》、復讐に刺激された考え。	のびのびと考える。過去は過去。穏やかな気持ちだ。
水ぶくれ	抵抗。情緒不安定。	私は人生や新しい経験とともにゆったりと流れている。
はれもの、おでき	怒り。思わずかっとする動揺。考えに行き詰まる。八方塞がりの苦痛を伴う考え。	愛と喜びを体現する。穏やかな気持ちだ。自由自在に考える。考えた通りに動くのは簡単。
角栓	小さな怒りの爆発。	思考を鎮める。私は穏やか。
にきび	自己を受け入れず嫌っている。	私は神から与えられた生を体現している。ありのままの自分を慈しみ受け入れる。

病気や問題	考えられる原因・内的要素	新しい思考パターン
吹き出物	小さな怒りの爆発。隠された卑劣。	心は凪《な》いでいる。とても穏やか。自分自身の美しさを認め、愛する。
こぶ	キャリアに対して恨み、欲求不満、自尊心を傷つけられる思いをする。	優柔不断を私のなかから取り去る。そして幸運を招き入れる。
いぼ	少しの嫌悪感をあらわす。醜いと思っている。	私は愛と美を精いっぱいあらわして生きている。
たこ	頑固な考え。恐怖心の固定。	新しい考えや方法に安心して目を向けられる。心を開いて幸せを受け入れる。
マメ	何を失うのが怖いの。	私は喜んで手放す。
魚の目	頑なに過去の苦痛を忘れようとしない。	私は過去から自由になり、前を向く。安心して自由になれる。
湿疹	ひどく敵意を持つ。感情の爆発。	私の心のなかもまわりも、愛と喜びにあふれおだやかである。私は守られている。
発疹	遅れると苛々する。まわりの興味を引こうと子供じみた態度をとる。小さな怒りの爆発。	自分を慈しみ受け入れる。人生の成り行きに身を委ねているので心のなかが穏やかだ。

病気や問題	考えられる原因・内的要素	新しい思考パターン
蕁麻疹《じんましん》	些細なことに隠れて脅える。くだらないことで騒ぐ。	私の人生には隅々まで平和が漲《みなぎ》っている。
かぶれ	守られていないと感じる。暴力にさらされている。	私は強い。安心と安全がある。すべてうまくいく。
白斑	グループに属さない。疎外感。	私は人生の中心にいる。愛情としっかり結びついている。
単純ヘルペス	燃えるような不満。苦しみを言葉にできない。	私の考えていることも、話すことも、愛の言葉だけ。私は生命そのもの。
性器ヘルペス	性的罪悪感と懲罰の必要性という一般的な考え。公的羞恥《しゅうち》心。懲罰の神を信じる。生殖器を拒む。	神の概念が私を支えている。私は正常で自然だ。性行為や身体に満足している。私はすばらしい。
口唇ヘルペス	言葉でつけられた心の傷。それを悟られるのではないかと恐れている。	自分を愛し慈しむ。私に訪れるのは平和な経験だけ。
乾癬《かんせん》	傷つくのが怖い。感覚や自己が麻痺。自分の感情に無責任。	喜びに満ちた生活を送っている。この世で最もいいものを受けるにふさわしい。自分を慈しみ受け入れる。

病気や問題	考えられる原因・内的要素	新しい思考パターン
疥癬《かいせん》	まわりにあれこれ吹き込まれる。相手を怒らせても何もしない。	私は生き生きと愛と喜びを表現する。私は私。
帯状疱疹《ほうしん》、水疱瘡《ぼうそう》	気をもみながら待つ。恐れと緊張。神経質。	人生の成り行きに身を任せているので、心身ともにリラックスしている。すべてがうまくいく。
浮腫	何を、誰を手放せないでいるのだろうか。	過去を手放したい。安心して手放す。私はいま自由。
黄疸《おうだん》	内面とまわりに先入観を持つ。不合理。	他人や自分に対して寛容であり、同情や愛情を感じる。
全身性エリマトーデス	あきらめ。自己弁護するより死んだ方がまし。怒りと罰。	自由に気楽に発言する。自分の持つ変える力を求める。自分を慈しみ受け入れる。私は自由で安全だ。
セルライト	こりかたまった怒り。自分を罰する心。	皆を、自分を、すべてを許す。私は自由に楽しく生きる。
嚢胞《のうほう》	心痛の思いを抱いている。授乳期に精神的苦痛を受ける。伸び伸びと育たなかった。	私の心のなかに映る思い出は美しいもの。自分で美しいものを選んだから。自分がいとおしい。

病気や問題	考えられる原因・内的要素	新しい思考パターン
嚢胞性繊維症	何をやっても駄目なのだ。かわいそうな私、と思い込む。	人生と私は互いに愛で結ばれている。もっと人生を思う存分取り入れる。
筋ジストロフィー	極端に怖がる。物、人をコントロールせずにはおれない。安心感を強く求める。何も信じられない。	安心して生きていられる。自分に自信を持つ。いまの自分に満足している。自分を信じる。
筋萎縮性側索硬化症	自分の欠点を絶対に認めたくない。成功を受け入れない。	私は自分がすばらしい存在だと知っている。安全で成功が約束された人生だ。
リンパ障害	人生の本質に立ち返るよう警告を受けている。愛と喜びの不足。	生きているということに愛と喜びを感じる。人生に身を委ねる。心が穏やかだ。
ホジキン病（悪性リンパ腫）	非難。「役立たず」になるのをひどく恐れる。	自分に大変満足している。ありのままの自分で充分だ。自分を慈しみ受け入れる。私は喜びをあらわし与えられている。
痛風	支配せずにはおれない。短気。怒り。	私は安全だ。自分自身や他人ともうまくやっている。
リュウマチ	犠牲になった気分。愛情に飢えている。いつも苦しんでいる。恨み。	経験は私がつくり出すもの。自分や他人を受け入れれば、さらにいい経験をする。

病気や問題	考えられる原因・内的要素	新しい思考パターン
慢性関節リュウマチ	世のなかの権威に対する辛辣《しんらつ》な批評。だまされている気がする。	私に影響を及ぼすのは私だけ。自分を慈しみ受け入れる。私を抑えつけるものはない。私は自由。
パーキンソン病	恐れ。人も物もすべてコントロールしたいという強い願望。	守られているのを知っているからリラックスする。これは私の人生。人生の成り行きに身を任せる。
多発性硬化症	冷酷、かたい意志、柔軟性に乏しい。恐れ。	暖かく楽しく考えれば、暖かく楽しい生活を生み出す。私は守られ自由だ。
硬皮症	身に危険を感じる。他人に苛々したり脅える。自分を守ろうとする。	私はいつでも神に守られている。やることはすべて正しく、私に愛をもたらす。私はこの愛を喜びで受け入れる。
ヘルニア	断絶した関係。緊張。負担。創造の表現のしかたが間違っている。	私の心は穏やかである。自分を慈しみ受け入れよう。自信を持つ。
椎間板ヘルニア	支えのない不安定な状態。優柔不断。	私の思考は神に支えられている。だから自分を慈しみ受け入れる。すべてがうまくいく。

病気や問題	考えられる原因・内的要素	新しい思考パターン
胸腺	免疫系における脳下垂体。追われている感じ。苛々させられる。	私の考えは愛情から生まれているから、免疫系はたくましくなる。私の内面からもまわりからも守られている。愛情によって自分を癒す。
急激な腹痛	恐れ。成り行きに任せられなくなる。	人生に身を委ねる。私は守られている。
疝痛《せんつう》	まわりの環境による精神的なイライラ、もどかしさ、不快感。	この子供に必要なのは愛情と思慮深い対応。平穏な環境だ。
胃炎	不安定な状態が長く続く。悲運だと思う。	自分を慈しみ受け入れる。私は守られている。
消化不良	肝《きも》を冷やす。恐怖。不安。不平不満。	私は新しい経験を喜んで穏やかに消化、吸収する。
消化器性潰瘍	恐れ。自分がくだらない人間だと思い込んでいる。人を喜ばせることに夢中。	自分を慈しみ受け入れる。ありのままの自分に満足。私はすばらしい。
潰瘍	恐れ。自分が無能だとかたく思い込んでいる。何かがあなたを蝕《むしば》んでいる。	自分を慈しみ受け入れる。私は落ち着いている。すべてがうまくいく。
瘻《ろう》、潰瘍などでできた穴	恐れ。手放すときに邪魔が入る。	安心して人生の営みに身を委ねる。私の人生なんだから。

病気や問題	考えられる原因・内的要素	新しい思考パターン
腫瘍	昔の傷やショックを育てている。自責の念。	気持ちをこめて過去を手放し、明日に向かって生きていく。すべてがうまくいく。
ガン	深く傷つけられる。恨みが募る。自分を蝕むような秘密や深い悲しみ。嫌悪感。「それがどうだというのか」という考え。	心から過去を許して手放す。私の人生は喜びにあふれている。自分を慈しみ受け入れる。
肝炎	変化に対する抵抗。恐れ。怒り。憎しみ。肝臓は激しい憤りの温床。	私の心は清らかで自由。過去を離れて新しいものを求めていく。すべてがうまくいく。
腎炎	落胆や失敗に過剰反応。	私の人生に起こることはすべて正しい。古いものを取り去り新しいものを取り入れる。すべてがうまくいく。
ブライト病（腎臓炎）	「上手にできない」と子供のように思い悩む。失敗。損失。	自分を慈しみ受け入れる。大事にする。すべてがうまくいく。
腎臓障害	批判、落胆、失敗。幼児のようなふるまい。	私の人生は神の定め通りである。経験から得られるのは良いことだけ。安心して大きくなれる。

病気や問題	考えられる原因・内的要素	新しい思考パターン
アジソン病（副腎皮質不全症）	心が非常にすさんでいる。自分に対する怒り。	私の身体、精神、気持ちを心から労《いたわ》る。
副腎障害	敗北主義。自分はどうなってもかまわない。心配。	自分を慈しみ受け入れる。自分を労ってもいいのだ。
クッシング症候群	精神的不安定。破壊的に考えすぎる。圧迫感。	心身のバランスに気をつける。自分にとって気持ちいいことを考える。
胆石《たんせき》	皮肉。頑固な考え。非難。プライド。	喜んで過去を手放す。人生は楽しい。私も楽しんでいる。
虫垂炎	恐れ。人生に対する恐れ。良いことが起こるのを妨げている。	私は守られている。リラックスして喜びに満ちた人生に身を委ねる。
クローン病	恐れ。不安。自分は無能だ。	自分を慈しみ受け入れる。ベストを尽くしている。私はすばらしい。穏やかな気持ちだ。
大腸炎	手放すことへの恐れ。過去にとらわれている。	必要のないものはすぐに捨てる。過去は終わったこと。私は自由。
過敏性腸症候群	進むことへの不安。	安心して生きていく。生命はいつも私に必要なものを与えてくれる。

病気や問題	考えられる原因・内的要素	新しい思考パターン
粘液結腸	これまで混乱した考えが幾層にも堆積して、取り除くルートを塞いでいる。過去という泥沼にはまって抜け出せない。	過去を解き放つ。頭ははっきりしている。いまは安らぎと喜びとともに生きている。
泌尿器感染	異性や特定の恋人に「腹を立てる」。他人を非難する。	この状態をつくった意識中のパターンを取り去る。私は変わりたい。自分を慈しみ受け入れる。
痔《ぢ》	期限を恐れる。過去に対する怒り。手放すのが怖い。負担を感じる。	愛にほど遠いものは手放す。やりたいことには時間と余裕がある。
下痢	恐れ。拒絶。逃げてしまう。	からだの新陳代謝はちゃんと機能している。私は平和に暮らしている。
赤痢	恐れと極度の怒り。	心に平穏がある。身体は心の平穏すべてを反映している。
―アメーバ赤痢	まわりから搾取されているという思い込み。	私は自分の世界を支配している。私は平和のなかにいる。
―細菌性赤痢	圧迫と絶望。	私はエネルギーと生きる喜びで満たされている。

病気や問題	考えられる原因・内的要素	新しい思考パターン
便秘	これまでの考えを捨てたくない。過去にこだわる。苦しい思いをすることもあるという考え。	過去を手放せば、体内に新しく新鮮で生き生きした生命が流れる。生命の流れに身を委ねる。
おなら（ガス痛）	恐れ。消化不良の考え。	リラックスして人生に身を任せる。
膀胱障害（膀胱炎）	不安。これまでの考えを怖くて捨てられない。怒っている。	古いものは心よく手放して新しいものを取り入れる。私は守られている。
失禁	手放すこと。精神的に不安定。自分の感情をコントロールできない。	自分が育てばまわりも育つ。自分を大事にすればすべてがうまくいく。
寝小便	両親に対する恐れ。一般的に父親に抱く。	この子は心から大事にされ理解されているから、すべてがうまくいく。
糖尿病	過去への思いを捨てられない。抑えがきかない。深い悲しみ。味気ない人生。	この瞬間は喜びにあふれている。今日も楽しく生きる。
女性特有の問題	自己否定。女性らしさを受け入れない。	自分の女性らしい部分が好きだし、女性でよかったと思っている。自分の身体が大好きだ。
流産	恐れ。未来を恐れる。先のことが気になる。タイミングがあわない。それはいまではなく――もっと後で。	いつも神に導かれて生きている。自分を慈しみ受け入れる。すべてがうまくいく。

病気や問題	考えられる原因・内的要素	新しい思考パターン
不妊症	人生の成り行きに恐れや反発を抱く。あるいは子孫を残す必要性を感じない。	人生の成り行きに身を任せる。そうすれば、私は正しく導かれる。自分を慈しみ受け入れる。
月経異常	女らしさを拒む。罪悪感、恐れ。性器は罪深く汚らしいと信じている。	女性として精いっぱい生きていくこと、女性の営みが正常で自然であることを受け入れる。自分を慈しみ受け入れる。
無月経	女性でいたくない。自分が嫌い。	自分自身であることを喜ぶ。私の生命は美しく、完全な流れにそっている。
月経前症候群	混乱状態を収拾できない。まわりを気にして疲弊《ひへい》していく。女性の営みを拒む。	私が心と生活の管理をする。私は力のある最高の女性なのだから。身体の機能はどこも申し分ない。自分が大好きだ。
月経困難（生理痛）	自分に対する怒り。身体、あるいは女性性に対する憎悪。	自分の身体を愛している。すべてのサイクルは正しく、良い方向に向かうもの。
子宮筋腫	パートナーから受けた苦痛を後生大事に抱え育てている。女であることをかさに着る心。	この経験を引きつけたパターンを私のなかから取り去る。私はいいことしか引きつけない。

病気や問題	考えられる原因・内的要素	新しい思考パターン
子宮内膜症	危機感。失望。欲求不満。自己愛を砂糖に置き換えている。責任転嫁。	私はパワフルで望むままの存在。女性であることはすばらしいこと。私は完璧。そのままの自分を愛する。
膣炎	ある友人に対する怒り。性的罪悪感。自己を罰する。	他人は私の愛情と自己満足を映す鏡。私は性行為に喜びを感じる。
こしけ（帯下）	女性は男性よりも弱いという考え。パートナーに対する怒り。	私がすべての経験をつくっている。私にはそれだけの力がある。女性であることを喜ぶ。私は自由だ。
カンジダ症	混乱した状態。欲求不満と怒り。人間関係に難癖をつけたり、人を信用しない。欲張り。	自分のなりたいものになる。最もよいものを受けるにふさわしい。自分を、他人を慈しみ受け入れる。
―口腔カンジダ	間違った決定をすることへの怒り。	私は自由に変われる。決定を素直に受け入れる。私は安全。
―膣カンジダ	自分の欲求を否定する。自活していない。	いまこの瞬間に、愛に満ちた楽しい方法で自立することを選ぶ。
性病	性的罪悪感。罰する必要がある。性器は罪深く汚らしいと思い込んでいる。他人を虐待する。	私は性行為とその表現を心から喜びで受け入れる。私を支えて居心地をよくする思考だけを受け入れる。

病気や問題	考えられる原因・内的要素	新しい思考パターン
梅毒	自分の持つ力を他人に与えすぎている。	自分に自信を持つ。
淋病	自分は悪者だから、罰を与えなければいけないという思い込み。	自分自身が、自分の身体が好き。自分の性をいとおしむ。
エイズ	自己否定。絶望。性的罪悪感。「自分はいい人間ではない」とかたく信じている。	神に与えられた生を全うしている。性行為を楽しみ、自分自身に満足している。自分が大好きである。
不感症	恐れ。快楽を拒む。セックスは悪いと信じている。無神経なパートナー。父親への恐れ。	身体が快感をおぼえても大丈夫。女性であることに喜びを感じる。
インポテンツ	性的プレッシャー、緊張、罪悪感。社会的観念。前の相手を恨む。母親に対する恐れ。	性的象徴に余裕と喜びがあり、精力的だ。
足の爪が食い込む（陥入爪《かんにゅう》）	前進してよいのか心配し、罪の意識を感じる。	私の行く方向は神によって定められているのだから、安心して進む。
足白癬《はくせん》（水虫）	受け入れられないことに対する欲求不満。思い通りに前に進めない。	自分を慈しみ受け入れる。前に進んでもいいんだよ。安全なんだから。

病気や問題	考えられる原因・内的要素	新しい思考パターン
体白癬《たいはくせん》（タムシ）	相手を怒らせても何もしない。自分は無価値だ。不潔だと感じる。	自分を慈しみ受け入れる。私を抑えつけるものはない。私は自由。
壊疽《えそ》	精神が病んでいる状態。有害な考えで喜びが萎《な》える。	まわりとの調和を考えて、体内に喜びが自由に流れるようにする。
ハンセン病	どう生きたらいいかまったくわからない。無力だ。不潔だという考えを持ち続けている。	すべての制限を克服する。私は神に導かれ霊感を感じる。愛が人生を清めてくれる。
甲状腺障害	屈辱。自分のしたいことをしたことがない。いつになったらできるのだろう。	いままでの思い込みを乗り越えて、自由に創造力たくましく表現していく。
甲状腺腫	悩まされるのを嫌う。犠牲者。何をしても邪魔が入る気がする。不満。	私の人生を支配できるのは私だけである。ありのままの自分がいい。
甲状腺機能亢進症	したいことができなくてひどくがっかりしている。他人を満足させても自分は満たされていない。	自分の力を正しい場所に取り戻す。私は自分で決断する。私は満たされている。
甲状腺機能低下症	あきらめ。絶望感に押さえつけられている。	すべて私を支えるルールに基づいて、新しい生活を築く。

病気や問題	考えられる原因・内的要素	新しい思考パターン
更年期《こうねんき》障害	必要とされていないのではないかと恐れる。老いが怖い。自己を拒絶。自分は無能で役立たず。	生きていく上でのサイクルが変わっても心は落ち着いている。自分の身体に心から感謝する。
病気がち	心を休める必要がある。	心に楽しい休暇をあげる。
慢性疾患	変わりたくない。未来が怖い。脅《おび》えている。	私は変わりたいし成長したい。いまは新しい安全な未来を築く。
不治	外からは治せない。「心のなか」から治癒していくと治る。病気は自分でつくるもの。	奇跡はいつでも起こる。この病気の原因であるパターンをなくすために心のなかを探る。神の治癒の力を受け入れる。奇跡は必ず起こる。
アルコール中毒症	「それが何のためになるのか」という考え。虚しさ、罪悪感、力不足を感じる。自己否定。	私はいまを生きている。その瞬間から新しいことがはじまる。弱気になるのをやめる。じぶんを慈しみ受け入れる。
麻薬常用癖	自己逃避。恐れ。自分の愛し方がわからない。	自分がどんなにすばらしいかいまは知っている。自分を慈しみ楽しくやっていく
老齢化問題	社会的観念、昔ながらの考えへのとらわれ。自分自身に立ち返りたくない。現実を否定。	いくら年をとっても自分を慈しみ受け入れる。人生はどの瞬間も充実しているのだから。

病気や問題	考えられる原因・内的要素	新しい思考パターン
側湾症	人生の重荷を背負っている。絶望的。	準備完了、私は自由の身。自分を慈しみ受け入れる。日に日に生活がよくなっていく。
猫背	側湾症を参照。	同項と同じ。
弛《ゆる》んだ顔のシワ	内心の思想が悲観的。人生を恨む。	生きることの喜びをいつもあらわす。するとまた若返る。
認知症	世界に対する拒否。絶望と怒り。	私は完全な世界にいる。いつでも安全。
アルツハイマー病（老人性痴呆症）	この地球から去りたい。ありのままの人生を直視できない。	すべての出来事は定められた時間と空間によって生じる。いつでも神の為せる業である。
老衰	いわゆる安全だった幼年期に戻る。かまってもらいたい。逃避。	神の保護。安全。平和。老若を問わず、宇宙を司る智の神に導かれる。
記憶喪失	恐れ。生活からの逃避。自己弁護ができない。	知恵、勇気、存在価値はいつでも保証されている。安心して生きていける。
精神障害	家族から逃れる。逃避。人生から乱暴に引き離される。	この心は本物を知っており、神のあらわされるものを創造している。
多動性障害	恐れ。抑圧され、気が狂いそうになっている。	私は安全。すべての圧迫は溶けて消える。私は価値ある人間だ。

病気や問題	考えられる原因・内的要素	新しい思考パターン
うつ病	絶望。持つべき権利を持てない怒り。	まわりから科せられる恐れやくびきを超える。私は自らの手で人生を創造する。
自殺衝動	物事を黒か白かでしか見られない。自分のやり方を変えたくない。	私の生命のなかにはすべての可能性がある。いつでも別の方法がある。私は守られている。
不眠症	恐れ。人生の成り行きに身を任せられない。罪悪感。	心をこめて今日という日を手放し、安らかに眠りにつく。明日はまた明日のこと。
ナルコレプシー（居眠り病）	手に負えない。極端に恐れる。恐れから逃れたい。ここにいたくない。	神の知恵と導きがいつでも私を保護してくれている。私は守られている。
いびき	これまでの思考に固執する。	愛と喜びに無縁なものは心のなかから取り去る。過去から新しく活気のある現在に移行する。
かゆみ	不本意な願い。不満。良心の呵責。逃れたくてしかたがない。	私は安穏に暮らしている。必要なもの、望みがかなう幸せを受け入れる。
炎症	人生に対して憤りや欲求不満を感じる。	批判精神をなくす。自分自身を慈しみ受け入れる。

病気や問題	考えられる原因・内的要素	新しい思考パターン
生まれつきの障害	因縁。自分でそのような生まれ方を選んだ。私たちが両親を選んでいる。	どんな経験でも成長には欠かせないもの。いまのままで気持ちが穏やかだ。
事故	自己主張ができない。権威に対する抵抗。暴力依存。	このような思考パターンを取り去ろう。穏やかな気持ちだ。自分に自信を持つ。
出血	喜びが流れ出ていく。怒り。状況がわからない。	私は人生の喜びを、正しいリズムであらわしている。
怪我	自分への怒り。罪悪感。	私はポジティブなやり方で怒りを手放す。自分を愛し、その価値を認める。
切り傷	自分で決めたルールに自分が従わないことを罰している。	私はごほうびに満たされた生活をつくり出していく。
引っかき傷	涙にくれる生活。搾取され、引き裂かれていると感じる。	生命が私を受け入れていることに感謝する。私は祝福されている。
刃物などによる深い傷	怒り、罪悪感。	自分を許し、愛する。
捻挫《ねんざ》	怒りと反発。ある方向には進みたくないと思いながら生きる。	人生が私を最高の幸せに導いてくれると信じる。穏やかな気持ちだ。

病気や問題	考えられる原因・内的要素	新しい思考パターン
打撲傷、あざ、内出血	小さな衝突。自己懲罰。	自分を慈しみ大事にする。自分に優しくする。すべてがうまくいく。
何かに噛《か》まれる	恐れ。他人を軽蔑している。	いまも、未来までずっと、自分自身を許し愛する。
―動物	内に向かう怒り。自分を罰する。	私は自由だ。
―虫	小さな罪の意識。	すべての苛立ちから自由になる。すべてうまくいく。
破傷風	怒り。支配欲。感情をあらわしたくない。	人生のあるままに任せる。ほしいものは簡単に求められる。人生が私を支えてくれる。
やけど	怒り。イライラ。激怒。	私の心とまわりを平和と調和で満たす。快適を求めてもいいのだ。
チック症、ひきつけ	恐れ。いつも見張られている。	私はすべてに認められた存在。すべてうまくいく。私は安全。
ハンチントン病	他人を変えようとしてできないことに延々と怒っている。絶望感。	コントロールをすべて宇宙に委ねる。私は生命そのもので、安らいでいる。
痙攣《けいれん》	緊張。恐れ。固執している。	リラックスして心に平和を取り戻す。

病気や問題	考えられる原因・内的要素	新しい思考パターン
癲癇《てんかん》	迫害意識。生を拒む。もがき苦しんでいる感じ。自虐的。	命は喜びに満ちて永遠なるもの。私は喜びに満ち、永遠に平和に生きていく。
こわばり	厳格で融通がきかない考え。	柔らかくしなやかな気持ちを持っていいのだ。
ベル麻痺《まひ》	強すぎる怒りをコントロールできない。感情を表に出したくない。	感じたままに表現するのは怖くない。自分自身を許す。
麻痺、無気力	恐れ。ある状況や人物から逃れる。反発。	私は私。守られている。私はどんな状況に立たされても大丈夫だ。
狂犬病、狂水病	怒り。暴力を信じる。	私のまわりや心は穏やかである。
寄生虫	他人に力を与えすぎている。	私は愛をもって力を取り戻し、妨害をすべて取り除く。
サナダムシ	犠牲者であり不潔であるとかたく思い込んでいる。他人とのうわべだけのつきあいをどうすることもできない。	他人は私のよい感情だけを映し出す。自分を慈しみ受け入れる。
心配性	人生の成り行きに身を任せられない。	自分を慈しみ受け入れる。人生に身を委ねる。私は守られている。

病気や問題	考えられる原因・内的要素	新しい思考パターン
泣き叫ぶ	涙は人生の河をあらわす。悲しみや恐れだけではなく喜びにも流れる。	どんな感情にも動じない。自分を慈しみ受け入れる。
吃音《きつおん》	不安。自己表現に欠ける。泣き叫ぶと怒られた。	私は自由に話せる。自分を表現してもいい。私は愛情のこもった言葉しか話さない。
無感動	感情に対する抵抗。無感覚。恐れ。	何を感じても心配はいらない。心を開いて生きていく。私は生きたい。
無感覚、感覚異常	愛情や思いやりを抑えている。	自分の感覚や愛を感じられる。みんなの愛情に応える。
死	生命の舞台の終わりを意味する。	新しいレベルの経験へ、喜びとともに移っていく。すべて善へとつながっている。

限りのない人生
満たされ完成された世界
健康な身体を自然なものとして受け入れる
精神的なパターンを意識して取り去る
不健全な状態しかあらわさないものだから
自分を慈しみ受け入れる
自分の身体を慈しみ受け入れる
食べ物を与えて育て
楽しく運動する
私の身体はすばらしく精巧にできている
そのなかで生きるのは特権を与えられた気分
私は活気に満ちているのが好きだ
私の世界ではすべてがうまくいく

第四部　結びのことば

第十六章　私について

「みんな一つ」

「あなたの小さい頃のことを手短に話してください」と多くの相談者に聞きます。詳細に聞くことが目的なのではなく、どのようにその思考パターンが生じたのか、おおよその見当をつけたいからです。いま悩みを抱えているのなら、その人を形づくったパターンはずっと前から存在しています。

私が生後十八ヵ月のとき、両親が離婚しました。不幸だったという記憶はありません。ただ、母が住み込み家政婦として働きに出て私をよそに預けたのは、嫌な思い出としておぼえています。私は預けられた先で三週間も泣き止まなかったそうです。私の面倒をみてくれていた人も耐えかねて私を突き返したので、母は他の生活手段を探さないわけにはいかなくなりました。片親でやりくりしてきた母にはいまでも頭が下がります。しかしそれからは、それまでのようなあたたかなまなざしを受けられませんでした。

母が義父を愛していたのか、あるいはただ生活のために結婚したのか私にはわかりません。しかしこの結婚はよかったとは言えませんでした。その男は、ドイツ的な厳格な家庭で育ち、とても酷薄で、それ以外に家族を扱う術《すべ》を知りませんでした。母は妹を妊娠し、一九三〇年の恐慌が私たちの上に影を落としました。気がついたときには、私たちは家庭内暴力のなかにいました。当時私は五歳でした。

ちょうどその頃、近所のアル中の老人が私をレイプしました。裁判で私は最も重要な証人になりました。医師の尋問をいまでも生々しくおぼえています。その老人は十五年の懲役を言い渡されたにもかかわらず、私は「おまえがいけなかったんだ」と責められ続け……、私は、男がいつか戻ってきて、悪いことをした私を捕まえにくるのではないかと何年も怯《おび》えながら生きることになったのです。

私の少女時代は、労働を強いられ、肉体的にも性的にも虐待を受け、そのことに耐えていくのに精いっぱいでした。自分に対するイメージは悪くなる一方で、自分は幸せとはほとんど縁がないと思い込むようになり、私はこの思考パターンを外に出すようになったのです。

四年生のとき、私の人生を象徴するような出来事がありました。ある日、学校でパーティが開かれ、ケーキが出されました。私以外のたいていの生徒は裕福な中流家庭の子供でしたが、そんななかで私の身なりはみすぼらしく、どんぶりをひっくり返したようなおかしな髪型で、いつも黒い長靴を履《は》いていました。そして「寄生虫を寄せつけない」ために毎日生ニンニクを食べなければならず、ニンニクの臭いが染みついていました。ケーキを食べたことなどありませんでした。家にはその余裕すらなかったのです。私に毎週十セント、誕生日やクリスマスには一ドルを恵んでくれるおばさんがいましたが、その十セントは家計にまわされ、一ドルは安物雑貨店でその年の私の下着を買うために使われるのでした。

そう、その日はパーティでたくさんのケーキが切られていました。毎日ケーキを食べられるだろう生徒が二つも三つも取っていきました。そして、やっと私の番がきたと思ったら（もちろん一番最後です）、一つもケーキは残っていませんでした。ほんのひとかけらもです。

いまだからよくわかるのですが、列の一番後ろに並び、ケーキをもらえなかったのは、私が、自分を「何ももらうに値しない、取るに足らないくだらない人間だ」と、すでに「揺るぎのない思い込み」を持っていたからです。それは私の思考パターンで、彼らは私の思い込みを映し出す鏡だったのです。

十五歳のとき、性的虐待に耐え切れず、家からも学校からも逃げだしました。食堂のウェートレスとして働きましたが、家での庭仕事に比べたらずっと楽に思ったものです。愛情や好意に飢え、そのうえ自尊心に乏しかった私は、優しくしてくれる人になら誰にでも身を委ね、十六歳の誕生日の直後に女の子を産みました。自分で面倒を見ることはとてもできませんでしたが、幸いあたたかな家庭を見つけてやることができました。子宝に恵まれず、それでも子供がほしいという夫婦を見つけたのです。お産の四ヵ月前から私はそこに住み込みました。病院で出産した直後、その子にはその夫婦の姓がつけられていました。

このような環境で母親の喜びを味わえるはずもありません。私はただ喪失感と罪の意識と羞恥《しゅうち》心にさいなまれるだけでした。その記憶は後ろ指をさされるような恥ずべき記憶で、さっさと乗り越えなければならない障害でした。その子に関しておぼえていることは、足の指がとても大きかったことだけです。私のものとはちっとも似ていなかった。もし会うことがあれば、その子の足を見ればすぐわかると思います。生後五日目に、私はその子の元を去りました。

私はその足で家に戻り、いまだに家庭の犠牲になっていた母に「こんなところにこれ以上いる必要はないわ。お母さんをここから連れ出してあげる」と言いました。母は、十歳になる妹、義父の寵《ちょう》愛を受けていた妹を義父の元に置いて私と家を出ました。

母に小さなホテルでの職と、気楽で居心地のよいアパートを見つけ、母に対して抱いていた負い目をやっと取り除くことができました。その後、私は女友達とシカゴに向かい、三十年以上もそこには戻りませんでした。

子供の頃から暴力を受け、そのことで自分を卑しめながら生きてきたのですが、そういう私と関わる男性は私を虐待したり、暴力をふるいました。そうした男性を非難しながら余生を送ることもできたでしょうが、そうしたらきっと同じことのくり返しだったでしょう。私は、少しずつですが前向きに生きることに取り組んだおかげで、自尊心がつき、暴力をふるう男性とは関わりを持たなくなりました。むごく扱われて当然なのだと無意識に信じていた私のパターンに、そうした男性があてはまらなくなったのです。彼らの行為は許しがたいですが、私自身に彼らを引きつける「パターン」がなければ、そもそも縁もゆかりもなかったはずなのです。いま、女性を虐待する男性は、私の存在すら知らないでしょう。私の思考パターンが変わったからです。

数年間シカゴでためにもならない仕事をした後、ニューヨークで一流のファッションモデルになる幸運に恵まれました。しかし、有名デザイナーの下で仕事をしていたにもかかわらず、大して自尊心を高められませんでした。かえって自分の粗《あら》探しが得意になったぐらいです。私は自分の美しさを認めようとしませんでした。

ファッション業界には何年もいました。そのあいだに洗練された立派な英国紳士と出会い、結婚しました。私たちは世界中を旅行し、王族と謁見《えっけん》したり、ホワイトハウスの晩餐《ばんさん》会に招かれたこともありました。私はモデルなんていう職業についていて、しかもすばらしい夫に恵まれていたのに、自尊心はまだとても低く、これをプラスに戻すのは、心に取り組みはじめる数年後まで待たなければなりませんでした。

結婚してから十四年経ったある日、夫が別の女性と結婚したいと言いました。ようやく「いいことはもしかしたら長続きするのではないか」と思いはじめた矢先だったので、目の前が真っ暗になったのをおぼえています。

しかし時は流れ、私は生き続けました。人生が変わりはじめているのを肌で感じ、秋に起こる小さな出来事が私の人生を変えるだろうと数秘術が私に示していました。

それは本当に些細《ささい》な出来事でした。数ヵ月後にやっとそうだったと気づいたほどの――。私はまったく偶然に、ニューヨーク市にあるリリジャス・サイエンス教会の会合に出かけました。そこで聞いたメッセージは聞いたことがないもので、私のなかの何かが「よく聴くように」とつぶやいたのがわかりました。それから私は、日曜日ごとの礼拝の他にも、週一回の講習に出席するようになったのです。美しさやファッション業界に対する関心は薄れていきました。あと何年、ウエストのサイズや眉毛の形を気にしていられるというのでしょう。

私は高校を中退して以来、勉強などしたこともなかったのですが、形而上学《けいじじょう》やヒーリングに関する書物を手あたりしだい貪《むさぼ》るように読むようになりました。

リリジャス・サイエンス教会は新しい我が家になりました。日常生活はいままで通りでしたが、その勉強に時間を割くことが多くなり、三年後には、教会公認のプラクティック療法士の資格を得られるほどになっていました。その試験に合格してからは、教会のカウンセラーとして活動しました。

しかし、これはまだはじまりにすぎませんでした。やがて私は超越瞑想家になりました。教会で行われる聖職者のためのプログラムに参加したかったのですが、それは一年後に行われることになっていたので、半年間アイオワ州にあるマハリシ・インターナショナル大学に通うことにしました。大学では、規則正しい生活が待っていました。一年のクラスでは毎月曜日の朝、新しい科目、たとえば生物、科学、相対性理論など、ただ名称を聞いたことがあるだけといった科目に取りかかりました。毎土曜日の朝にはテスト。日曜日は休日でしたが、月曜日の朝になるとまた新しいことを学びました。

ニューヨーク市に住んでいた頃は、私の人生を象徴する、心を乱すような出来事がありましたが、ここではまったく平穏無事でした。夕食が終わると、各自の部屋に戻って勉強。私はキャンパス中で一番の年長者でしたが、そのことに喜びを感じました。禁煙、禁酒、薬物も禁じられ、日に四回瞑想を行いました。大学を離れる日には、空港内のたばこの煙に耐えられないのではないかと思ったほどです。

ニューヨークに戻り、再び元の生活がはじまりました。私はすぐに聖職者のためのプログラムを受け、教会の活動や社会運動を積極的にこなしていきました。午後の会合で話をしたり、相談者に会うようになり、気がついてみるとそれが職業になっていたのです。それ以外にも、『ヒール・ユア・ボディ』という、身体にあらわれる症状の原因を形而上的な観点から簡単なリストにした書籍を、インスピレーションを受けて著しました。また、講義や旅行をしたり、小規模のクラスを持つようになりました。

しかし、そんな生活のなか、その日が来ました。ガンの診断を受けたのです。

五歳でレイプされ、子供の頃には折檻《せっかん》を受けていたのですから、膣周辺がガンに侵されても何の不思議もありません。

ガンの宣告を受けた人のほとんどがそうだったように、私も完全にパニックに陥りました。しかし、相談者と取り組んでいたプログラムの経験から、精神治療がヒーリング効果をあげることもわかっていました。それをついに自分自身で証明するときがきたのです。精神的パターンについて本を書いたほどですから、ガンは長いあいだ根深く恨《うら》み続けると身体を蝕《むしば》んでいく病気であることは知っていました。ですが、私は子供の頃に経験した怒りや恨みをなくそうとする気持ちなど、まったく持っていませんでした。でも、もう時間がありません。病気を治すためにしなければならないことが山積みになっていました。

不治の病という言葉を恐れる人が大勢いますね。不治の病とは、私にとって、外から治療しようとしても治せない特別な状態、つまり内心を探っていかなければ治せない状態を意味します。ガンの原因である精神的パターンを取り除かずに、手術によってガンから逃れようとする限り、切るところがなくなるまで何回も手術をくり返すことになります。私はどうしても手術を受ける気にはなれませんでした。

ガン細胞の増殖を抑えるために手術で病巣を取り除き、さらにガンの原因となる精神的パターンを一掃してしまえば、再び病気に侵されることはないでしょう。ガンや他の病気が再発した場合、「病巣をすっかり取り除かなかった」のが原因なのではなく、患者に精神的変化が見られなかったからだと私は考えます。そのため、身体の違う部分に再び同じ病気を抱えることになるのです。

このように、ガンの原因である精神的パターンを取り除けば、手術の必要もないだろうと信じていました。ですから、お金が工面できないという理由でさっそく医師に交渉し、医師は渋ったものの、三ヵ月だけ手術を待ってもらうことになりました。

すぐに治療の全責任を自分で負うことになりましたから、私のパターンをなくす参考になりそうな資料を手あたりしだい読んだり調べたりしました。

健康食品店をいくつかあたり、ガンに関する本をすべて買いました。さらに、図書館でも貪るように読みました。リフレクソロジーと大腸洗浄についての本を、役に立ちそうだからと借り出しました。

私は、自分に必要な人に出会うように導かれていたようです。リフレクソロジーの本を読み終わると、急に専門医に会いたくなりました。私はいてもたってもいられず講義に参加しましたが、いつもなら最前列に座るのに、その夜に限って後ろに座りました。数分も経たないうちに男性が入ってきて私の隣に座ったのですが、それは誰だったと思いますか。彼は帰省中のリフレクソロジストだったのです。その先生が週三日、二ヵ月間にわたって自宅にきてくれて、どんなに助かったでしょう！

私は、これまで以上に自分を愛さなければいけないことにも気づいていました。少女時代、ほとんど愛情を外にあらわしたことはありませんでしたし、誰もそういう意味で私を満足させてくれませんでした。からかわれたり、批判する態度に甘んじることが第二の天性になっていたのです。

教会で働いているうちに、自分を慈しみ受け入れることがいいことで、世界の本質であることを悟っていました。とはいえ、なかなか実行はできませんでした。ちょうど、甘いものを食べたい女性がダイエットの開始を明日に延ばすようなものです。しかし、私の病状はそれ以上延ばすことを許しませんでした。

鏡の前に立って「ルイーズ、あなたが好きよ。とても大事に思っているわ」と言うのが苦痛でしかたありませんでした。ですが、この訓練を続け、治療法にも取り組んでいたおかげで、それまでの私なら自らを責めていたようなところでも、そういう態度を取らなくなりました。それまでと比べたらたいした進歩です。

幼少からずっと持ち続けていた自分への怒り、恨む心を捨てなければいけないことにも気づいていました。非難がましい態度を改めなければなりませんでした。

そう――私は、精神的にも肉体的にも性的にも虐待を受けて育ってきていました。でも、それは遠い昔のことですから、いまの自分がそのときと同じように自分を処理してもいいなどという言い訳は通用しません。私が私自身を許していなかったから、実際にガンが私を蝕《むしば》んでいたのです。

私の幼児体験からさらに一歩踏み込んで、幼児を虐待するような人間がどのような経験を経てきたのか理解するときがきました。

優秀なセラピストに支えられて、私の胸いっぱいに詰まっていたこれまでの憤りを、枕を叩いたりして外に出し、気持ちをすっきりさせました。それから幼年期の断片的な両親の経験を寄せ集めると、しだいに両親の生きざまが心に浮かぶようになりました。大人の観点から理解を深めるにつれて、両親の苦悩が痛いほどわかりました。そして、私のなかから両親を非難する気持ちがゆっくりと消えていったのです。

さらに、優れた栄養士を探し、何年ものあいだ体内に取り込んでいたジャンクフードを一掃して、解毒《げどく》するのに適切なアドバイスをしてもらいました。栄養にならないジャンクフードが体内に蓄積して有害になるとわかっていましたから。栄養と同じで、ためにならないジャンクな考えは心に害をもたらします。私の食事療法はかなり厳しく、緑黄色野菜以外はほとんど食べられませんでした。

腸洗浄も最初の一ヵ月間、週三回受けました。

私は手術をしませんでした。徹底的に精神と肉体の浄化を行ったおかげで、六ヵ月後の検診では、私が信じていた通りのことを医師が言ってくれたのです。ガンは跡形もなく消え失せていました。この自己体験から、病気は自分で治せるとわかりました。自分の考えや信念や行動を変えれば治せるのです。

人生には、悲劇が転じてこの上ない幸せになることもままあるようです。ガン克服の経験から、私は人生に新たな価値を見出しました。私にとって何が本当に重要なのか考え、ついに、緑が少なく気候の変化が激しいニューヨークを去ることにしました。相談者のなかには、私が去ってしまったら「死んでしまう」と言う人もいましたが、年に二回はカリキュラムの進み具合を見に戻ってくるし、電話だってあるのだから、と説得して納得してもらいました。仕事を畳み、ロサンゼルスで再出発する決意をかためて、電車でのんびりとカリフォルニアを目指すことにしました。

私はロサンゼルスで生まれましたが、そこには母と妹以外、ほとんど知りあいがいません。その母と妹はロサンゼルスから一時間ほど離れた郊外に住んでいました。私たちは密《みつ》に連絡を取りあうざっくばらんな家族ではありませんでしたが、それにしても、数年前から母が目を患っていたことを誰も教えてくれなかったのには驚きましたし、嫌な気がしたものです。妹は私に会えないほど「忙しかったので」無理に会おうとはせず、私は私で新しい生活に取り掛かりました。

『ヒール・ユア・ボディ』は、私にいくつもの道を開いてくれました。私はニューエイジの会合にはできるだけ出席して、自己紹介や本のコピーを必要なときだけ配布しました。最初の半年は、浜辺によく出かけました。忙しくなればのんびりする暇もなくなることを知っていたからです。ぽつりぽつりと相談者がやってきました。各地で講演を頼まれ、ロサンゼルスが私を歓迎してくれたように、ことごとくうまくいくようになりました。数年のうちに、素敵な家に移り住むことができました。

ロサンゼルスでの新しい生活は、幼少の頃に比べて、意識のなかで急激な変化がありました。やることなすことすべてがうまくいったのです。私の生き方は、驚くほどスムーズに、完全に変わっていました。

ロサンゼルスに移り住んでから二年が経っていました。ある晩、はじめて妹から電話がありました。九十歳になる、目を患い耳がほとんど聞こえない母が背骨を折ってしまったと言うのです。その瞬間から、それまで自力でたくましくやってきた母は、痛みに苦しむ哀れな子羊になったのでした。

母は、背骨を骨折したことで、妹にまつわる秘密の壁を砕いて開けてくれました。ついに私たち三人は互いに話しあうようになりました。そして私は、妹にも、座ったり歩くのが困難なほど背骨に痛みがあるのを知ったのです。妹はじっと痛みをこらえていました。食欲もないようでしたが、妹の夫は、彼女の病気に気づいていませんでした。

一ヵ月の入院の後、母は退院することになりました。でも、どうしても介護が必要だったため、私と同居することになりました。

人生に身を委ねて生きていこうと私はかたく決めていましたが、何もかも初めてのことです。どうしていいかわからなかった私は、「私が母の面倒をみます。でも私には助けが必要です。お金も与えてもらわなければなりません」と神に伝えました。

母と私が一緒に住むには、実際かなりの努力が必要でした。まずその初日から問題が持ちあがりました。母は土曜日に来るはずでしたが、私は金曜日から四日間、サンフランシスコに行く用事がありました。母を一人にしておくことはできません。さりとて行かないわけにもいきません。「神様、あなたにお任せいたします。私がサンフランシスコに行く前に、母の面倒をみてくれる人が必要です」と私は言いました。

はたして次の木曜日に適任者があらわれ、母と私のために住み込みながら家のきりもりをしてくれることになりました。この出来事も、私の根本的な信条の一つを裏づけています。つまり「知る必要があれば啓示され、必要なものは神の定めによって与えられる」のです。

再び心の取り組みのときがきたのです。子供の頃から蓄積していたゴミを一掃するいい機会でした。母は小さな私を守りきれませんでした。いまの私は母の面倒をみることができます。母と私と妹にとって、まったく新しいことのはじまりでした。

妹を助けようと、母は果敢に取り組みましたが、その過程で、何年も前に私が母を連れ出してから、義父の怒りや苦痛は妹に向けられ、妹がひどい仕打ちを受けるようになっていたのを知ったのです。

肉体的な問題が生じるのは、その当時の恐怖や緊張が異常に強調されるからです。しかも妹は、自分を救ってくれる人は誰もいないと思い込んでいたのです。そこで私の登場ですが、私は救い主などというたいそうなものではありません。ただ、妹が自分の健康を気づかうようになってほしかっただけです。

少しずつ過去のもつれた糸をほぐし、それはいまでも続けています。妹が安心して暮らせる環境づくりに私は力を尽くし、さまざまな治療の道を探りながら、私たちは一歩一歩前進しています。母の方は逆に反応がよく、日に四回、エクササイズに励んでいます。体力がつき、身体はとてもやわらかくなりました。補聴器をつけ、さらに人生に関心を持つようになりました。母はクリスチャン・サイエンスを信じ、信仰によってのみ病気が癒されると信じていましたが、私は白内障の手術を受けるように説得しました。再び見えるようになったときの母の喜びようといったら！　私も母とともに、目を通して世間を知る喜びを得ました。母は再び字が読める幸せをかみしめています。

母と私は時間を見つけて、語らいのひとときを持つようになりました。いままでしようとも考えなかったこと――お互いに本当に理解しあうようになったのです。いまでは、泣いたり笑ったり抱きあったり、自然に感情を外に出します。ときどき、母は私の心のボタンを押しては、もっと取り除くものがあるんじゃないの、と諭《さと》してくれるのです。

限りのない人生
満たされ完成された世界
私を含めて誰もが
人生の豊かさを経験している
いまあたたかく過去を見つめ
過去の経験から学び取る
正しいとか誤っているとか善い悪いは関係ない
過去は過去
そのときの経験だけが残る
過去から現在へ私を連れてこよう
私という人間を分かちあうために
私たちの心はひとつだから
私の世界ではすべてがうまくいく

ホリスティック・ヒーリング（総合治療）の薦め

肉体――

〔栄養〕
ダイエット、食べものの組み合わせ、自然食の食事法
ナチュラル・ハーブ、ビタミン類、バッチ・フラワー療法（そばがら食事療法）
ホメオパシー

〔運動〕
ヨーガ、トランポリン、ウォーキング、ダンス、サイクリング
太極拳、武術、スポーツ、その他

〔代替療法〕
鍼《はり》療法、指圧療法、結腸療法（COLON THERAPY）
反射学（REFLEXOLOGY）、ラジオニクス、色療法（CHROMOTHERAPY）
マッサージと体の働き
　アレキサンダー、生物エネルギー学、触手療法

フェルデン・クライス・インナーボディ・ワーク（一種の内観法）
　ポラリティー、レイキ療法
〔リラックス法〕
組織的脱感作（SYSTEMATIC DESENSTIZATION）、深呼吸
バイオフィードバック、サウナ、湯を用いた療法
少し横に傾けた板、音楽
〔参考書〕
Getting Well Again-Simonton
Herbally Yours-Royal
How to Get Well-Airola
Food Is Your Medicine-Bieler
I Love My Body-Hay

精神――

前向きの思考、心像、誘導心像
瞑想、自分を愛する
〔心理学療法〕
ゲシュタルト、睡眠、NLP、FOCUSING,T.A、リバーシング
夢の作用、心理劇、過去に退行する療法

ユング、人間性の心理療法、占星術
ＡＲＴ療法
〔グループ〕
自己洞察、エスト、愛情関係のトレーニング
ＡＲＡＳ、ケン・キー・グループ、十二段階プログラム
エイズ・プログラム、リバーシング
〔参考書〕
Creative Visualization-Gawain
Visualization-Bry
Forcusing-Gendlin
The Power of Affirmations-Fankhauser
Superbeings-Price
Love is Letting Go of Fear-Jampolsky
Teach Only Love-Jampolsky
A Conscious Person･ s Guide to Relationships-Keyes
Moneylove-Gillies
Loving Relationships-Ray
Celebration of Breath-Ray
Hear Your Body-Hey

魂——

〔祈祷〕

ほしいものを求める、許すこと

受ける（神の存在を受け入れる）

受け入れる、明け渡す（SURRENDERING）

〔心に取り組むグループ〕

M.S.I.A、T.M、Siddah Foundation

Pajneesh Foundation、Self Realization、Religious Science

Unity

〔参考書〕

Course in Miracles-Foundation for Inner Peace

Autobiography of a Yogi-Yogananda

Emmett Fox の全著作

The Nature of Personal Realty-Roberts

Your Needs Met-Addington

The Manifestation Process-Price

The Sciense of Mind-Holmes

「必要なことはすべて啓示される」「必要なものはすべて与えられる」「何もかもうまくいく」と、だいぶ前からこのように信じていました。新しい知識などそこにないのです。古来から伝えられたものばかりで、限りなく受け継がれていきます。心を浄化していくために知恵や知識を集めるのは、私の喜びであり楽しみです。お世話になりました皆様、相談者、友人、先生、そして私を通して多くの方々にお伝えするように示された永遠なる智の神に、これを捧げます。

――ルイーズ・Ｌ・ヘイ

改訂新訳　ライフ ヒーリング

初版第一刷――二〇一二年三月八日
初版第十二刷――二〇二四年五月一日

著　者――ルイーズ・L・ヘイ
訳　者――LHTプロジェクト
発行者――韮澤潤一郎
発行所――株式会社たま出版
　東京都新宿区四谷四－二八－二〇
　電話　〇三－五三六九－三〇五一
　振替　00130-5-94804
印刷所――株式会社エーヴィスシステムズ
ISBN 978-4-8127-0338-0 C0011